JN152729

松永寿人・編著

兵庫医科大学精神科神経科学講座主任教授

抗不安薬
プラクティカルガイド
今だから知っておきたい正しい使い方

中外医学社

■執筆者（執筆順）

松永寿人	兵庫医科大学精神科神経科学講座 主任教授
河野仁彦	東京女子医科大学医学部神経精神科
稲田　健	東京女子医科大学医学部神経精神科 講師
石郷岡純	東京女子医科大学医学部神経精神科 主任教授
森信　繁	高知大学医学部神経精神科学教室 教授
尾鷲登志美	昭和大学医学部精神医学講座 江東豊洲病院精神科 講師
松本俊彦	国立精神・神経医療研究センター 精神保健研究所薬物依存研究部／自殺予防総合対策センター
吉村玲児	産業医科大学精神医学教室 診療教授
富田　克	久留米大学医学部神経精神医学講座 講師
河野美帆	東京女子医科大学医学部神経精神科
塩入俊樹	岐阜大学大学院医学系研究科精神病理学分野 教授
岡　琢哉	岐阜大学大学院医学系研究科精神病理学分野
中尾智博	九州大学大学院医学研究院精神病態医学 講師
渡部芳徳	ひもろぎ心のクリニック 理事長
松井健太郎	睡眠総合ケアクリニック代々木 東京女子医科大学精神医学講座
井上雄一	睡眠総合ケアクリニック代々木 理事長 東京医科大学睡眠学講座 教授／精神医学講座
林田和久	兵庫医科大学精神科神経科学講座 講師
保坂　隆	聖路加国際病院精神腫瘍科 部長，リエゾンセンター長
折目直樹	新潟大学大学院医歯学総合研究科精神医学分野
鈴木雄太郎	新潟大学医歯学総合病院精神科 准教授
大坪天平	JCHO 東京新宿メディカルセンター精神科・心療内科 主任部長
砂田尚孝	関西医科大学精神神経科学講座
加藤正樹	関西医科大学精神神経科学講座 准教授
新開隆弘	産業医科大学精神医学教室 准教授
清野仁美	兵庫医科大学精神科神経科学講座 講師
宇和典子	兵庫医科大学精神科神経科学講座
堀　　輝	産業医科大学精神医学教室 講師
三原一雄	琉球大学大学院医学研究科精神病態医学講座 准教授
中村明文	琉球大学大学院医学研究科精神病態医学講座
近藤　毅	琉球大学大学院医学研究科精神病態医学講座 教授
吉村知穂	兵庫医科大学精神科神経科学講座
山田　恒	兵庫医科大学精神科神経科学講座 講師

序　文

　21世紀は「心の時代」とも呼ばれ，人の心の健康についての関心が高まっている．その一方で現代社会はますます複雑化し，不安やストレス要因も多種多様で個別性が著しい．特に今の日本は，自然災害や社会・経済，そして治安や健康上の問題など，「不透明で先行きが見えない」，「何となく落ち着かない」，「安心できない」といった様相にあり，全般的に緊張感が高く心の余裕を欠き，不安の種は尽きないように思われる．このような不安は，地域や時代の中で共有されるものであり，現代は本能的不安や恐怖が賦活化されやすい，人の心が不安定化しやすい時代といえるであろう．

　不安には，誰しもが経験する「正常不安」と，過敏で過剰なものといえる「病的不安」がある．また不安は誰にとっても日常的に生じる情動であるが，その起こり方には個人差が大きい．取るに足らない些細な事柄にも不安を抱く人もいれば，当然不安が惹起されるような状況にあっても平然としている人もいる．この個人差には，心身の健康状態に加え，生来の不安脆弱性や今までの経験に基づく不安の条件づけ，対処や認知のパターンを含むパーソナリティ，サポートなど様々な要因が関わっている．このような不安に耐え，健全に対応しようとすることは，個人の強さや対処能力を育み，心的成長を促し，人生や生活に深みや抑揚を加えるものとなるであろう．しかしこの過程で，もし心身の健康を損なう事態が生じるとすれば，専門的知識に基づく安全で適切な抗不安薬による薬物療法は，回復を後押しする有力なサポーターとなりうるものである．

　本書は，エキスパートの先生方による，いわゆる「抗不安薬」を中心とした不安の薬物療法全般に関する解説書である．各章には，不安のメカニズムや各抗不安薬の薬理学的作用機序といった基礎的知識から，不安が関わる心身の病気，さらに妊産婦や高齢者，勤労者，身体疾患患者などへの臨床的応用まで，最新のエビデンスに基づく様々な情報やヒントが散りばめられている．特に薬物療法の適正化，そして多剤併用処方の是正が喫緊の課題とされる今だからこそ，抗不安薬の適切な使用法の習得が重要になると考える．実際，抗不安薬は今なお最も処方量が多い，実臨床での応用範囲が広い向精神

薬であり，我々がその特性やメリット・デメリットなどを熟知して，そのリスクにも十分に配慮し，安全に効果を最大限発揮できるよう用いるとすれば，現在でも有用性が高い薬物の一つであるだろう．さらに抗不安薬を用いる対象が，精神科領域に留まらず，身体疾患全般にわたることは本書の構成からも明らかである．

　本書が精神科医に限らず，各診療科，あるいはプライマリーケアを担う先生方，看護や介護，心理職など医療スタッフの方々，その他不安に対する薬物療法を学ぼうとする皆さんにとって，抗不安薬の理解を深めるための良き資料となり，また実臨床における手引きとして，これを必要とする患者さんへの治療の中で有効活用されるとすれば，著者一同のこの上ない喜びである．

　　　2015 年 1 月

　　　　　　　　　　　　　　　　　　　　　　　　　　　　松 永 寿 人

目 次

第1章 抗不安薬とは何か（総論）

1 抗不安薬〜その歴史，現在，そしてこれから 〈松永寿人〉 1
Ⅰ．ベンゾジアゼピン系薬物の登場以前 2
Ⅱ．ベンゾジアゼピン系薬物の登場 3
Ⅲ．ベンゾジアゼピン系薬物の拡がりと社会問題化 5
Ⅳ．その他の抗不安薬と薬物療法の今後の位置づけ 6

2 抗不安薬の薬理〜どこにどのように作用するのか？
〈河野仁彦，稲田 健，石郷岡純〉 9
Ⅰ．ベンゾジアゼピン系薬剤の作用機序 9
Ⅱ．セロトニン系薬剤の作用機序 11

3 抗不安作用の生物学的背景 〈森信 繁〉 13
Ⅰ．不安・恐怖の神経回路 13
Ⅱ．不安・抗不安作用と神経伝達物質 15
Ⅲ．不安・恐怖記憶の分子メカニズム 16

4 抗不安薬の臨床〜どのような状態に何を目的として使われるのか？
〈尾鷲登志美〉 19
Ⅰ．不安は誰にでもある 19
Ⅱ．抗不安薬治療を要する状態とは 20

5 抗不安薬の正しい使い方〜より安全に用いるための注意点は？
………………………………………………………〈松本俊彦〉 26
　Ⅰ．抗不安薬依存症患者の臨床的特徴　26
　Ⅱ．抗不安薬依存症の背景にある要因　27
　Ⅲ．乱用頻度の高い抗不安薬　29
　Ⅳ．常用量依存の概念と弊害　30
　Ⅴ．薬処方に際しての注意点　31

第2章 抗不安薬の種類と特徴

1 ベンゾジアゼピン系抗不安薬 ……………………〈吉村玲児〉 35
　Ⅰ．ベンゾジアゼピン系抗不安薬の適応症　35
　Ⅱ．ベンゾジアゼピンとカテコールアミン神経系　36
　Ⅲ．不安障害とノルアドレナリン神経系　37
　Ⅳ．不安とGABA神経系　37
　Ⅴ．ベンゾジアゼピン受容体　38
　Ⅵ．BZ系抗不安薬の種類と分類　39

2 セロトニン（$5\text{-}HT_{1A}$）部分作動薬 ………………〈松永寿人〉 42
　Ⅰ．薬理学的特性　43
　Ⅱ．作用機序　43
　Ⅲ．臨床での適応，そして応用　45

3 不安に用いるその他の薬剤（SSRIなど）………〈富田　克〉 49
　Ⅰ．抗うつ薬　49
　Ⅱ．抗けいれん薬　54
　Ⅲ．抗精神病薬　55
　Ⅳ．抗ヒスタミン薬　56

4 抗不安薬のこれから　……………〈河野美帆, 稲田　健, 石郷岡純〉　58
　　Ⅰ．SSRI 選択の重要性　59
　　Ⅱ．新規抗不安薬の候補物質　59

第3章　治療における抗不安薬の意義と使い方

1 パニック症などの不安症群　………………〈塩入俊樹, 岡　琢哉〉　63
　　Ⅰ．不安症群とパニック症，そして抗不安薬　63
　　Ⅱ．不安症群の治療における抗不安薬の意義　64
　　Ⅲ．不安症群の治療における抗不安薬の使い方　64
　　　　Column　フロイトの「不安神経症」　66
　　　　Column　パニック発作　67

2 強迫性障害　……………………………………………〈中尾智博〉　77
　　Ⅰ．OCD の標準的な治療　77
　　Ⅱ．OCD 治療における抗不安薬の実際の用い方　81

3 気分障害治療における抗不安薬の意義と使い方
　　………………………………………………………〈渡部芳徳〉　84
　　Ⅰ．臨床試験での気分障害治療薬の効果判定と実臨床での評価　84
　　Ⅱ．うつ病と不安の併存：うつ症状と不安症状の定量化　85
　　Ⅲ．気分障害の不安症状に対する治療方針　87

4 不眠症　………………………………………〈松井健太郎, 井上雄一〉　93
　　Ⅰ．不眠症の診断　93
　　Ⅱ．不眠症薬物治療の実際　94
　　　　Column　抗不安作用を有する抗うつ薬について　100

5 心気症の病態と治療〜抗不安薬の適用と注意点を含めて
　　　　　　　　　　　　　　　　　　　〈林田和久, 松永寿人〉 103

　Ⅰ. 心気症の定義　103
　Ⅱ. 病因論　104
　Ⅲ. 診断　105
　Ⅳ. 臨床症状　105
　Ⅴ. 鑑別診断　106
　Ⅵ. 治療　107

6 心身症 …………………………………………………………… 110

A 呼吸器系 ……………………………………〈保坂　隆〉 110
　Ⅰ. 過呼吸症候群　110
　Ⅱ. 気管支喘息　113

B 循環器心身症治療における抗不安薬の意義と使い方
　　　　　　　　　　　　　　　　　　　〈折目直樹, 鈴木雄太郎〉 115
　Ⅰ. 循環器心身症に用いられる抗不安薬　115
　Ⅱ. 各病態における抗不安薬の意義と使い方　118

C 胃腸系 ………………………………………〈大坪天平〉 122
　Ⅰ. FGIDs の一般論　122
　Ⅱ. 機能性胃腸症（FD）　123
　Ⅲ. 過敏性腸症候群（IBS）　125
　Ⅳ. 抗不安薬使用の意義　127

7 女性ホルモンと不安障害 ………………〈砂田尚孝, 加藤正樹〉 129
　Ⅰ. 女性ホルモンと中枢神経系　129
　Ⅱ. 更年期障害　129
　Ⅲ. 月経前不快気分障害　131
　Ⅳ. その他　133

第4章 注意を要する場合の抗不安薬の使い方

1 児童・思春期に用いる場合 〈新開隆弘〉 136
- Ⅰ．治療の特殊性　136
- Ⅱ．児童・思春期における不安障害　136
- Ⅲ．引きこもりの若者の5人に1人強が不安障害　138
- Ⅳ．引きこもりの若者の悩み　138
- Ⅴ．児童・思春期の不安障害　139
- Ⅵ．薬物治療の基本　141
- Ⅶ．抗不安薬の作用機序　142
- Ⅷ．抗不安薬の作用時間と使い分け　143
- Ⅸ．副作用と注意点　144

2 妊産婦に用いる場合 〈清野仁美〉 147
- Ⅰ．妊婦における抗不安薬の薬物動態　148
- Ⅱ．妊娠期における抗不安薬使用　149
- Ⅲ．妊娠期における睡眠薬の使用　151
- Ⅳ．授乳期における抗不安薬の使用　152
- Ⅴ．授乳期における睡眠薬の使用　153

3 高齢者に用いる場合 〈宇和典子〉 156
- Ⅰ．高齢者の薬物療法の実際と問題点　156
- Ⅱ．高齢者の薬物動態　156
- Ⅲ．高齢者における抗不安薬の臨床効果　158
- Ⅳ．抗不安薬の副作用と有害事象　158
- Ⅴ．高齢者における抗不安薬の使用上の留意点　160
- Ⅵ．服薬管理　162

❹ 勤労者に対して抗不安薬を使用する際に知っておきたいこと
　………………………………………………………………〈堀　輝〉165
　Ⅰ．ベンゾジアゼピン系薬剤の特徴と本邦の処方特性　165
　Ⅱ．勤労者にベンゾジアゼピン系薬剤を投与する際に把握して
　　　おくべき副作用〜業務に影響が出る可能性がある副作用〜　166
　Ⅲ．運転と抗不安薬　169
　Ⅳ．職種と抗不安薬使用　170

❺ 他の薬剤と併用する場合（向精神薬, 身体的治療薬）
　……………………………………〈三原一雄, 中村明文, 近藤　毅〉173
　Ⅰ．薬物動態からみた抗不安薬の分類　173
　Ⅱ．薬物動態学的相互作用　174
　Ⅲ．薬力学的相互作用　180

❻ 身体疾患を有する人に用いる場合 ……〈吉村知穂, 山田　恒〉182
　Ⅰ．肝機能障害を有する患者への使用について　182
　Ⅱ．腎機能障害を有する患者および透析患者への使用について　183
　Ⅲ．呼吸器疾患を有する患者への使用について　185
　Ⅳ．循環器疾患を有する患者への使用について　186
　Ⅴ．悪性疾患を有する患者に使用する場合　187

　索引 ………………………………………………………………………191

• 第1章 • 抗不安薬とは何か（総論）

1 抗不安薬
〜その歴史，現在，そしてこれから

　不安は，人類にとって，誰にでも備わっている本質的な感情であり，その出現には，様々な本能的欲求が関わっている．すなわち個人の生存や社会的立場，種の維持，母性など，自らにとって唯一無二で，失いたくない大切なものを守ろうとする欲求は，不安を惹起する要因となる．一方で，このような不安に耐え，健全に対処しようとすることは，個人の強さを育み，心的成長を促し，人生や生活に深みや抑揚を加えるものとなる．また個人が，無茶で無謀な行動へと暴走してしまい，自他の安全や社会的秩序を乱すことの抑止力ともなっている．不安やそれに伴う苦悩，そして葛藤は，古来より宗教や哲学，文学の対象とされ，それらが社会に受け入れられ発展する礎ともなった．またフィンセント・ファン・ゴッホ，エドヴァルド・ムンクらに代表されるように，多くの芸術作品のなかでも主題として扱われてきた．このように不安の存在自体は決して病的とは言えず，かえって人類の存続や進化，多彩な創造や文化的活動に不可欠な要素を成してきたものと考えられる．すなわち，それを制御し抑え込むことが，必ずしもその個人に適切で必要な対応とはいえず，そのすべてが治療の対象となるわけではない．

　しかしながら，不安の程度がある閾値を超えて，個人の生活や活動，健康，そして人生そのものに悪影響を及ぼすとすれば，それは病的なものであり，その制御を目的とした治療介入の対象となる．その個人が体験する不安の程度は，直面するストレスの強さ，さらに認知パターンを含むパーソナリティや対処能力，サポートといった環境因子など様々な要因によって左右される．またその感受性や捉え方，対処法，あるいは対処能力にも個人差が著しい．疾病としての不安が初めて記述されたのは19世紀頃と，その歴史は比較的浅い[1]．しかし不安は地域や時代の中で共有されてきたものであり，これにうまく対処できず，不安が病的レベルに達すれば，多くの場合，いくつかの臨床症状に集約されて表現される．現在でいえば，①特定のテーマに

関連した主観的体験として出現する不安症や強迫症，不安性の苦痛を伴う抑うつ障害など，②摂食障害や心身症，身体症状症，転換性障害などにみられるような身体化，③アルコールやギャンブル，買い物，インターネットなどの嗜癖行動などであろう．しかしそのテーマや主要な表現型は，やはり時代や世代，環境・地域や文化により変異・変遷しうるものであり，個人の特性や世相を映す鏡とも考えられる．そのような病的不安に適切に対処し健康的状態や生活を回復して，それを維持する上で，また圧倒的な不安反応を引き起こす対象への暴露など，精神療法的治療の実行を支援する上で，安全かつ適切な薬物療法の使用はしばしば有効な手段となる．

　本章では，このような臨床で診る不安に対する薬物，特に抗不安薬について，その主役を成してきたベンゾジアゼピン系薬物を中心に，開発からの経緯，薬理特性や問題点，現況，さらには今後のあり方について，簡潔に概説したい．

I　ベンゾジアゼピン系薬物の登場以前

　人類が不安を制御しようとする試みとして，古くは地域や文化に根づいた様々な宗教儀式や呪術が，個人あるいは集団的な不安を緩和する機能も担ったが，そのなかでは，アルコールやアヘンなどの薬物がすでに用いられていた[2]．ベンゾジアゼピン系薬物が医療の場に登場するまで，すなわち1960年より以前は，アルコールに加え，1900年頃に合成されたフェノバルビタールを原型としたバルビツール酸系薬物が，鎮静効果を期待され不安に対しても使用された．しかし特にバルビツール酸系の薬物は，元来，睡眠や麻酔，抗けいれん作用を目的としており，耐性や依存形成，そして常用量の10倍量で昏睡，死に至るなど安全域がきわめて狭いといった点が問題視され，抗不安薬としての臨床応用はきわめて限定的であった[2]．

　1955年ごろ，初の非バルビツール酸系の安定剤として登場したのが，チェコの薬理学者のフランク・バーガーによるメプロバメートである．彼は抗菌薬の研究中，フェノキセトール誘導体によって，マウスの意識は障害されないものの，全身の筋力が弛緩する現象を発見し，これを1939年，ヨンクマンがレセルピンの薬理作用の表現に用いたトランキライザーという造語

に従い、トランキライゼーションと呼んだ[2]。その化合物の1つがメフェネジンであり、中枢性筋弛緩薬として臨床応用された。またこれを人に投与すれば、眠気を生じず、不安軽減を図れることが明らかとなった。しかしこの薬物自体の力価は弱く、作用時間が短かったため、メフェネジンンの誘導体のなかで、代謝が遅く、抗不安効果の臨床応用が期待できる薬物の開発が進められた。そのなかで合成されたものがメプロバメートであり、その後アメリカでは「ミルタウン」、「エクワニル」という商品名で、また日本では1956年に「アトラキシン」など20種類程度が販売された[2]。この薬物は、①低用量で筋弛緩や鎮静作用がもたらされるが、自律神経機能への影響は少ない、②低用量でも抗けいれん作用を有する、③動物実験ではサルなどの凶暴性や攻撃性を抑制する、④作用時間が長い、⑤バルビツール酸とは異なり、中脳網様体刺激による海馬や大脳皮質の覚醒反応には影響を及ぼさない、などが特徴とされ、不安に対し選択的に作用する薬として、初めてトランキライザーと呼ばれることとなった[2]。この薬物は、その効果や安全性のふれこみから大反響を呼び爆発的な売れ行きを示した。その一方で、発売後間もなくより、その習慣性や耐性形成、神経過敏やイライラ感、不安や興奮、けいれん発作などの退薬症状が指摘されるようになり、乱用に対する警告もなされ、次第に使われなくなった[2,3]。本邦でも当初、ノイローゼの薬として大々的に宣伝され、主婦のイライラや赤ちゃんの夜泣きへの効果も謳われていたようであるが、1990年頃に販売中止となっている。その他にも、抗ヒスタミン薬として開発されたヒドロキシジン（アタラックス）が、1956年ごろには神経症性の不安に対して用いられていた。

II　ベンゾジアゼピン系薬物の登場

最初のベンゾジアゼピン系薬物は、ユダヤ人科学者であるレオ・スターンバックらが偶然に発見した1.4-ベンゾジアゼピン誘導体、すなわちクロロジアゼポキシドである[2]。これは1956年のことであるが、その後の臨床研究により、この物質が患者に対して、非常に優れた抗不安作用を有すること、鎮静や抗けいれん作用、筋弛緩作用、傾眠作用なども強く、耐性が形成されにくいことも確認された。さらには激越うつやアルコール依存者のイライ

ラ，また強迫神経症にも有効性が示され，大きな期待のなかで，1960年に使用が認可された．その後もスターンバックらは，クロロジアゼポキシドの誘導体を多数合成したが，1959年には，この3〜10倍の力価を持つジアゼパムの合成に成功した．この物質は，バリウムという商品名で1963年に市販され，これによりベンゾジアゼピン系薬物の臨床的位置づけは確固たるものとなり，その後開発競争が繰り広げられる口火となった．

開発が始まって2〜3年以内には，3,000種以上ものベンゾジアゼピン系薬物が合成され，その中間産物についても，薬理学的特性の調査が進められた[2]．さらには，この薬理作用に関する研究が進むなかで，内在性のベンゾジアゼピン受容体が発見されるなど，不安に関わる中枢機能解明の進展にも貢献することとなった．ベンゾジアゼピン系薬物の構造-活性関連も次第に明らかとされ，1970年代にかけて多くのベンゾジアゼピン系薬剤がつくられた[2]．またB環にもう一つの環を有するトリアゾロベンゾジアゼピン系化合物は，より排泄が早く半減期が短いため，睡眠導入剤として使用されるよ

表1 ベンゾジアゼピン系抗不安薬

一般名	商品名	発売年(本邦)	作用時間	作用強度
トフィソパム	グランダキシン	1986	短	弱
クロチアゼパム	リーゼ	1979	↑	弱
エチゾラム	デパス	1984		中
アルプラゾラム	ソラナックス，コンスタン	1984		中
ロラゼパム	ワイパックス	1978		強
ブロマゼパム	レキソタン，セニラン	1977		強
オキサゾラム	セレナール	1970		弱
メダゼパム	レスミット	1971		弱
クロルジアゼポキシド	バランス，コントール	1961		弱
フルジアゼパム	エリスパン	1981		中
メキサゾラム	メレックス	1984		中
クロキサゾラム	セパゾン	1974		強
ジアゼパム	セルシン，ホリゾン	1969		中
クロナゼパム	リボトリール，ランドセン	1981		強
ロフラゼプ酸エチル	メイラックス	1989	↓	中
フルトプラゼパム	レスタス	1986	超長	強

うになった．本邦において使用されているベンゾジアゼピン系抗不安薬を表1にあげる．

III ベンゾジアゼピン系薬物の拡がりと社会問題化

このように，ベンゾジアゼピン系薬物の出現は，まさに革命的であり，その後，瞬く間に広く世の中に受け入れられ，1975年前後を使用のピークとし全世界で汎用されることとなった．しかしそのなかで，この薬物自体の問題や社会的影響が相次いで報告されるようになり，次第にその使用に様々な制限や法的規制が加えられることとなった．例えば，この乱用が問題視されるようになると，1971年には向精神病薬に関する国際条約により，この処方は医師によってのみ行われることとなった．また副作用として，過鎮静，精神運動機能，なかでも作業能率や集中力の低下が生じることがあり，特に高齢者では認知機能への影響に加え，筋弛緩作用によるふらつき，転倒リスクについて，注意喚起がなされた[2,4]．さらに当初は否定されてきた耐性や身体依存の形成など，長期連用が関わる問題点が指摘されるようになり，1年以上継続した場合，約半数以上に退薬症状の出現を認めることが明らかとなった[5]．これは半減期が短い短時間作用型ほど顕著で，退薬から2日目ほどで，落ち着きのなさや焦燥，不眠，音や臭いに対する過敏性，発汗などが出現する．またこのタイプは，依存や乱用をより起こしやすく，けいれんや精神病状態など重篤な退薬症状も報告された．このように耐性や離脱症状，常用量依存や持ち越し，認知機能面への影響など，ベンゾジアゼピン系薬物を漫然と長期間使用した場合のリスクが強調されるようになり[4]，注意散漫や集中力低下のおそれから，車の運転などにも規制が加えられた．

一方，アメリカ精神医学会の調査（1991）によって，特に反復性に不快気分を示す精神的・身体的疾患を有する患者では，使用量の増加や乱用，アルコールなど他の物質との併用などがみられやすいことが指摘された[6]．本邦では，1960年初頭より，ブロバリンやバラミン，ハイミナールなどの睡眠薬を焼酎やビールに混入して服用，陶酔気分や発揚気分を体験する「睡眠薬遊び」が青少年の間で流行し，非行防止の観点から販売や流通の規制が強化された[2]．1990年には，「麻薬および向精神病薬取締法（麻薬取締法）」が制

定され，多くのベンゾジアゼピン系薬物は第三種向精神病薬の指定を受け規制対象となっている．しかしベンゾジアゼピン系睡眠導入剤のエリミンやハルシオンなどが，最近でも不正売買の対象とされるなど，それらの危険で不適切な使用が後を絶たない．これに加え，多剤併用による「薬漬け」問題を巡り，マスコミ報道によって加熱した医療不信やバッシングも，国民全体に波及した向精神病薬，特にベンゾジアゼピン系薬物への過度の拒否感や警戒感に関わっているものと思われる．

IV その他の抗不安薬と薬物療法の今後の位置づけ

ベンゾジアゼピン系薬物の限界や問題点が明らかとなるなかで，より選択的に抗不安作用だけを示す薬物の開発が進められた．このなかでは，1968年にアザピロン誘導体のブスピロン（日本では未承認）が合成され，初の非ベンゾジアゼピン系抗不安薬として注目された[2,4]．その後本邦で合成されたタンドスピロンを含め，これらはセロトニン 5-HT_{1A} 受容体の部分作動薬であり，縫線核の 5-HT_{1A} 自己受容体，あるいは海馬錐体細胞にあるシナプス後膜 5-HT_{1A} 受容体への作用を介し，抗不安効果がもたらされるものと考えられている．この系統の薬剤では，長期服用後中断時の退薬症状はみられず，抗不安作用は持続する．さらに鎮静作用や筋弛緩作用，精神運動性機能や記憶の障害，臨床用量依存など，ベンゾジアゼピン系薬物の欠点は解消されたものの，効果発現に 3〜4 週間を要するなど即効性に欠ける[2,4]．またベンゾジアゼピン系薬物の治療歴を有する症例に対し有効性が低下すること，全般的改善度もさほど高くないことなどの理由により，これが選択される頻度は決して多いとはいえない．一方，1990 年頃からは，選択的セロトニン再取り込み阻害薬（SSRI）が，パニック症や強迫症など，多くの不安症に対し有効であることが検証された[2〜4]．しかしこの抗不安作用の発現機序は明確ではなく，メリット，デメリットもあり[3]，不安障害治療における有効性や安全性が，必ずしもベンゾジアゼピンより優れているとは限らない[7]．このため現在は，ベンゾジアゼピン系薬物や SSRI を中心に，エビデンスに基づく薬物療法ガイドラインが作成され，個々のケースの病像や病理・病態，必要性に則した用法が拡がりつつある．さらには，認知行動療法を中心

とした精神療法技法の進歩と標準化，様々な非薬物療法的治療介入が試みられ，抗不安薬を含む薬物療法の立場は，徐々に主役から，これらを支える脇役へと変遷しつつあるように思われる．

おわりに

抗不安薬の開発と臨床応用の歴史，現在，そしてこれからの展望を，ベンゾジアゼピン系薬物を中心に概観した．最近のベンゾジアゼピン系薬物に対する警戒感や自粛傾向は，精神科薬物療法に対するかつての熱狂のトーンダウン，その反省期ともいわれる精神医学の現状とも一致している．しかしながら，20世紀後半からの精神科薬物療法の甚だしい興隆と発展の背景には，それまで中心にありながら限界がみえていた精神分析的疾患理解や治療から，生物学的なものに期待を抱き変貌しようとした，精神医学全体のパラダイムシフトがあった．さらには，製薬会社など様々な関係者の利害や思惑が交錯した社会的現象という側面も含んでいた．今がたとえ反省期であるとしても，現在の精神科治療のなかで薬物療法の重要性は変わらない．しかしこれを機に，医療者が主体的に従来の薬物療法を見直し，安全で合理的，そしてそれを受けるものに有益な結果をもたらしうる薬物療法の再構築を進めるべきである．ベンゾジアゼピン系などの抗不安薬についても，そのデメリットやリスクを十分に認識し，慢性的投与を避けるなど最大限注意を払った上で，必要最低限なものを適切に用いて，個々のニーズに見合った効果を引き出すことは，これからの医療者に必要な技量となろう．上述したが，圧倒的な予期不安を制御することにより，認知行動療法の導入や実践をサポートするなど，治療者が描く治療ストラテジーのなかで，目的を明確化し適正使用されるとすれば，その臨床的意義は決して少なくない．その過程において最も重要なことは，やはり説明や話し合いを基本とし，信頼感に満ちた医療者-患者関係を築こうとする意識と姿勢ではないかと思われる．

文献

1) 塩入俊樹．第1章 不安障害の歴史．In: 塩入俊樹，松永寿人，編．不安障害診療のすべて．東京: 医学書院; 2013. p.2-19.
2) 前田久雄．抗不安薬の歴史と分類．In: 松下正明，総編集．臨床精神医学講座 14巻．精神科薬物療法．東京: 中山書店; 1999. p.205-21.
3) 越野好文．不安障害の薬理学的理解と臨床への活用．臨床精神薬理．2012; 15: 1317-24.
4) 渡邊衡一郎．抗不安薬．In: 加藤忠史，編．脳科学辞典 (http://bsd.neuroinf.jp/)．2014.
5) Rickels K, Schweizer E, Case WG, et al. Long-term therapeutic use of benzodiazepines; 1. Effects of abrupt discontinuation. Arch Gen Psychiatry. 1990; 47: 899-907.
6) Salzman C. The APA task force report on benzodiazepine dependence, toxicity, and abuse. Am J Psychiatry. 1991; 148: 151-2.
7) Offdani E, Guidi J, Tomba E, et al. Efficacy and tolerability of benzodiazepines versus antidepressants in anxiety disorders: a systematic review and meta-analysis. Psychother Psychosm. 2013; 82; 355-62.

〈松永寿人〉

• 第 1 章 •　抗不安薬とは何か（総論）

2　抗不安薬の薬理
〜どこにどのように作用するのか？

　不安を司る脳の部位としては海馬，扁桃体，視床下部，中脳などの大脳辺縁系が主体であるが，これらの部位に投射される青斑核，縫線核など脳幹からの神経系も不安に関連する．さらに神経伝達物質として，ノルアドレナリン（noradrenaline：NA），セロトニン（serotonin：5-HT），ドパミン（dopamine：DA），副腎皮質刺激ホルモン放出ホルモン（corticotropine-releasing hormone：CRH）などが不安に関与していると考えられている．一方で γ-アミノ酪酸（γ-aminobutyric acid：GABA）や種々のオピオイド（opioid）が不安抑制物質として働いている[1]．GABAは不安や抗不安作用に関わる重要な神経伝達物質の一つであり，扁桃体や皮質-線条体-視床-皮質（cortico-striatal-thalamo-cortical：CSTC）回路を含む多くの神経伝達を減少させる重要な調節の役割を果たしている．このため，抗不安薬の薬理作用の理解には，GABAとの関連を理解することが重要である．本節ではベンゾジアゼピン（benzodiazepine：BZ）系抗不安薬，セロトニン系薬剤のように，臨床的にすでに抗不安薬として認められている薬剤の作用について紹介する．

I　ベンゾジアゼピン系薬剤の作用機序

　ベンゾジアゼピン系抗不安薬は生体内に備わった不安関連機構のうち，GABAの働きを強めることにより抑制系を亢進させ不安を軽減することで抗不安薬として働く．BZ受容体は，隣接するGABA受容体とともにGABA-BZ-Clイオンチャンネル受容体複合体を形成している．GABAがこの複合体のGABA受容体に結合すると，複合体のClイオンチャンネルの開口頻度が増加し，細胞内へのClイオンの流入が増加し，細胞膜は安定状態となり，神経細胞の興奮は抑制される．GABAに加えてBZ系薬剤が結合すると，Clイオンチャンネルの開口頻度はさらに増大し，神経細胞

の抑制は強化される（図1）．GABA受容体の主な型はGABA$_A$，GABA$_B$，GABA$_C$受容体であり，そのなかでもGABA$_A$受容体の主要なサブタイプはBZ受容体だけでなくバルビツール酸，アルコールなどの作用部位とも複合体を形成し，GABAシナプスにおける持続性または一過性の抑制性神経伝達に関与している．

　GABA$_A$受容体の機能は多彩であり，GABA$_A$受容体を強化することは，不安の抑制のみならず，催眠，鎮静，けいれんの抑制，筋弛緩など幅広い生理作用と関係する．つまり，BZ系抗不安薬はGABAの作用を強めることで抗不安作用を発揮することになる．

　現在，多くのBZ系薬剤が使用可能となっているが，いずれの薬剤も共通して前述した機序でCl イオンチャネルの開閉を調整する．BZ系薬剤ごとの作用特性の違いは，主に作用時間（最高血中濃度到達時間と代謝半減期）の違いである．特徴的な点としてBZ系薬剤のみが受容体に結合しても特別な作用は認めず，GABA受容体を介することで，作用を増強する点である．

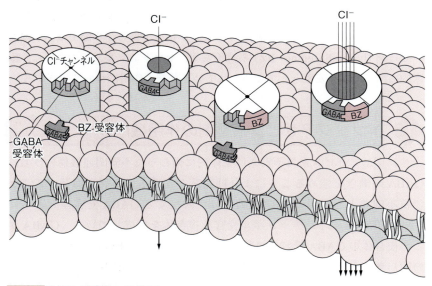

図1 GABA受容体への作用
（稲田 健，編．本当にわかる精神科の薬　はじめの一歩．東京: 羊土社; 2013. p.73-4）[3)]

アロステリック調節と呼ばれる作用機序で、これは BZ 系薬剤の効果は、一定の投与量で頭打ちになることと関係する．BZ 系薬がアロステリック調節であるため、安全性は高いが、不合理な多剤大量投与とならないように注意することが求められる[2,3]．

II セロトニン系薬剤の作用機序

不安障害に関係する症状や神経回路、神経伝達物質は大うつ病性障害と大きく重複するため、抗うつ薬として開発された薬剤が不安障害にも有効であることは臨床的にも明らかである．現在の不安障害に対する治療薬には元来抗うつ薬として開発された薬剤が増えており、その代表的な薬剤として選択的セロトニン再取り込み阻害薬（selective serotonin reuptake inhibitor：SSRI）があげられる．SSRI は大うつ病性障害だけではなく、全般性不安障害、社交不安障害、パニック障害、強迫性障害、心的外傷後ストレス障害などの不安症状を改善することが明らかとなっている．

SSRI は 5-HT 再取り込みを選択的に阻害し、細胞間隙の 5-HT が増加すると、まずシナプス前膜にあるシナプス前自己受容体である 5-HT_{1A} 受容体（5-HT 受容体のサブタイプ）のダウンレギュレーションが生じ、次いで軸索終末での 5-HT 放出が増加し、さらに細胞間隙の 5-HT 濃度が上昇した状態となる．また、継続投与によりセロトニントランスポーターが減少することも知られており、こうして増加したセロトニンが 5-HT 受容体を刺激する．

1980 年以降に不安や恐怖のメカニズムに関する研究が進むにつれ扁桃体がその中心的役割を果たしていることが明らかにされてきた[4]．扁桃体を中心とする不安や恐怖のネットワーク、および興奮刺激の扁桃体への入力はグルタミン酸が伝達物質として関与しているが、その調整には GABA 系ニューロン、セロトニン系ニューロンが介在している．5-HT は扁桃体を刺激する重要な神経伝達物質であり、SSRI が 5-HT 活性を高めることにより前頭前野から扁桃体への刺激入力を抑制し、また、扁桃体に直接 SSRI が作用することで扁桃体から発せられる不安や恐怖反応の出力を抑制する[4,5]．

おわりに

現時点で有効と考えられる抗不安薬の薬理作用とは，GABA受容体や5-HT受容体への作用によるものが主である．抗不安薬のなかでもSSRIの選択が重要視されており，National Institute for Health and Clinical Excellence（NICE）の不安障害の治療ガイドラインによれば，SSRIのみならずセロトニン・ノルアドレナリン再取り込み阻害薬（SNRI）などの使用が推奨されている．また，適応外使用であるが一部の非定型抗精神病薬や気分安定薬の抗不安効果も着目されており，不安障害における薬物療法も多様化し，向精神薬全般が抗不安薬とみなされる時代が訪れるかもしれない．だからこそ，それぞれの薬理作用を確認し，薬剤ごとの特性を知りながら適切に病態にあわせて使用していく必要がある．

文献

1) 田中正敏．抗不安薬の作用機序．In: 筒井末春，編．大阪: 抗不安薬の新しい展開．大阪: 医薬ジャーナル; 1997. p.21-34.
2) 稲田 健, 編．本当にわかる精神科の薬 はじめの一歩．東京: 羊土社; 2013. p.73-4.
3) 日本臨床精神神経薬理学会専門医制度委員会，編．臨床精神神経薬理学テキスト 改訂第2版．東京: 星和書店; 2008. p.224-6.
4) 小野武年，編．情動と記憶．東京: 中山書店; 2014. p.31-7.
5) 辻敬一郎，田島 治．抗不安薬の作用機序．最新精神医学．2009; 14: 519-24.

〈河野仁彦，稲田 健，石郷岡純〉

• 第 1 章 •　抗不安薬とは何か（総論）

3　抗不安作用の生物学的背景

　不安あるいは恐怖という情動機能のメカニズムは，げっ歯類を用いた高架式十字迷路試験（不安）や恐怖条件付け試験（恐怖）による研究成果から，扁桃体を中心としたグルタミン酸神経系と GABA 神経系との拮抗作用が密接に関与していると考えられている．本来，不安という情動と恐怖という情動は同じものではなく，不安は漠然とした将来的な心配で持続的であるが，恐怖はある特殊な状況下で導かれる一時的な情動である．しかしながら実際の臨床場面では，パニック障害の治療でも恐怖症の治療でも，選択的セロトニン再取り込み阻害薬（SSRI）やベンゾジアゼピン系抗不安薬が用いられており，このため本節では不安と恐怖を一緒にして論じる．

　古くから情動に関しては神経回路網の研究がなされており，ヤコブレフ回路とパペッツ回路として報告されている．前者についてはヤコブレフが提案した扁桃体–視床背内側核–前頭葉眼窩皮質後方–側頭葉前方–扁桃体という閉鎖回路であり，この回路の興奮と不安・恐怖の発現が密接に関連していると考えられている．後者のパペッツが情動の発現回路と提案した回路は，海馬–脳弓–乳頭体–視床前核–帯状回–海馬傍回–海馬という閉鎖回路であるが，その後の研究からこの回路は不安ではなく記憶と密接な関連を持つことがわかっている．本節では不安・情動の動物実験やヒトを対象とした脳画像研究から得られた不安・情動の神経回路の紹介と，抗不安薬として用いられているベンゾジアゼピン系抗不安薬や SSRI の作用機序について紹介する．

I　不安・恐怖の神経回路（図1）

　頭の中に自然と浮かぶ不安について，その脳内の経路はまだ解明されていない．しかしながら心的外傷後ストレス障害（PTSD）などにみられるような，トラウマ体験に類似した現象に端を発する不安や恐怖の脳内回路は随分

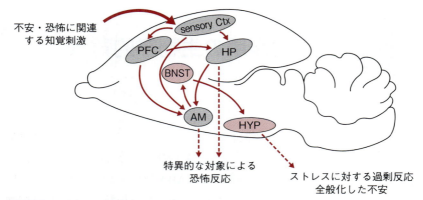

■図1 知覚刺激による不安・恐怖の脳内回路
AM：扁桃体，BNST：分界条核，HP：海馬，HYP：視床下部，PFC：前頭前野，sensory Ctx：大脳皮質知覚野
(Dias BG, et al. Curr Opin Neurobiol. 2013; 23: 346-52 を改変して引用)[1]

と解明されてきている．眼・耳・鼻などの感覚器を介した危険を暗示する情報は，それぞれの大脳皮質内にある一次感覚中枢を介して前頭前野および海馬に転送される．前頭前野に送られた情報は扁桃体に伝達され，扁桃体から海馬や青斑核などの恐怖行動の発現に関する責任脳部位に伝達される．海馬に送られた情報は前頭前野を介して送られてきた情報と合わさって，扁桃体へと転送される．扁桃体に転送される危険情報の経路として，上記以外に直接，一次感覚中枢から扁桃体に送られる経路も報告されている．扁桃体へと伝達された情報は外側核（lateral nucleus）に入り，扁桃体内でニューロンを変えて外側核から基底外側核（basolateral nucleus）を介して中心核（central nucleus）へと送られ，扁桃体の中心核から不安・恐怖行動を発現させる脳部位へと転送される．この他にも，扁桃体から分界条核（bed nucleus of the stria ternimalis）を経て視床下部へと転送される不安の経路も報告されている．

これまでに行われた動物実験の成果から，恐怖行動を導く扁桃体からの出力先となる脳部位は，細かく同定されている．図2に示すように，動悸や血圧増大は外側視床下部への，徐脈や潰瘍病変は背側迷走神経核への，覚醒や警戒の亢進は基底前脳部への，フリージングや社会的交流の低下などは中

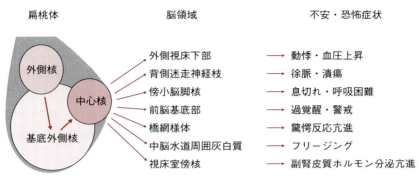

図2 扁桃体からの出力経路と不安・恐怖症状
(Dias BG, et al. Curr Opin Neurobiol. 2013; 23: 346-52 を改変して引用)[1]

脳水道周囲灰白質への，血中コルチゾールの亢進は視床下部の室傍核への出力系の興奮によって導かれることが報告されている．このような不安・恐怖を司る回路の発見から，扁桃体が中枢的役割を果たしていると考えられる．

II 不安・抗不安作用と神経伝達物質[3]

先に述べたように不安・恐怖という情動反応では，前頭前野から扁桃体への出力が重要な役割を果たしている．前頭前野から扁桃体への情報伝達は，興奮性アミノ酸の一つであるグルタミン酸が担っている．扁桃体内でのニューロン間の伝達も，グルタミン酸が司っている．このため不安・恐怖という情動反応は，グルタミン酸神経系の興奮によって引き起こされるため，前頭前野から扁桃体を介して不安・恐怖行動を引き起こす各脳部位へのグルタミン酸神経系の興奮を抑えることが，抗不安作用につながると考えられる．

代表的な抗不安薬であるベンゾジアゼピン系抗不安薬は，扁桃体の外側核にあるグルタミン酸ニューロンのGABA受容体に結合することによって，前頭前野から伝達されているグルタミン酸神経系の興奮を抑制するため，臨床的に抗不安効果を迅速に発揮すると考えられている．パニック障害の治療でベンゾジアゼピン系抗不安薬に代わって，第一選択薬となっているSSRI

も作用機序は異なるが，根本的には扁桃体でのグルタミン酸系ニューロンの興奮を抑えることで，その抗不安作用を発揮している．SSRIのプライマリーな薬理作用は，セロトニン・トランスポーターの阻害を介したシナプス間隙のセロトニン濃度の増大である．上行性のセロトニン神経系は，背側縫線核から大脳皮質・海馬・扁桃体など広範な脳部位に及んでいる．扁桃体内にあるGABAニューロンにはセロトニン受容体が存在しており，SSRIの慢性投与によって扁桃体でのセロトニン濃度の増大を受けて，扁桃体内でのセロトニン受容体を介したGABAニューロンの活性化が導かれる．したがってSSRI慢性投与によって活性化されたGABAニューロンからGABAの放出が亢進して，結果的に扁桃体のグルタミン酸ニューロンの興奮を抑えることになる．ベンゾジアゼピン系抗不安薬と異なり，扁桃体内でのセロトニン濃度の亢進がSSRIの抗不安作用には必要であるため，単回投与での抗不安作用はみられず，抗不安作用の発現まで約3～4週間を要することになる．

III 不安・恐怖記憶の分子メカニズム[2]

パニック障害やPTSDでは過去の恐怖体験の記憶が，不安・恐怖症状の発現に深く関与していると考えられており，このため恐怖記憶の発現や消去のメカニズム解明が重要な目標となっている．特に近年のPTSDの病態解明を目的に行われている，動物を対象とした光遺伝学的研究やヒトを対象としたfMRIによる研究から，不安・恐怖の制御に関する内側前頭前野（medial-prefrontal cortex：mPFC）の役割が明らかになりつつある．内側前頭前野はprelimbic（PL）部位とinfralimbic（IL）部位に解剖学的に分類されており，それぞれ扁桃体への出力を有している．PLから扁桃体への出力系は恐怖記憶の発現に関与しており，PL領域の機能亢進は扁桃体と海馬を介した恐怖記憶の発現亢進を引き起こすと考えられている．その一方でIL領域の扁桃体への出力系は，恐怖記憶の消去機能と関連していることが報告され，IL領域の機能低下はPTSD患者でみられるような恐怖記憶の消去の障害を導くことになると考えられている．同時にIL領域からPL領域への経路も報告されており，ILからの出力系はPL機能に対して抑制的に作動していると考えられている．このような内側前頭前野と扁桃体-海馬との関連研

究の成果から，PTSD をはじめパニック障害などの病態では，内側前頭前野の機能低下による扁桃体の機能の亢進があると考えられている．

恐怖記憶の消去反応は，扁桃体の N–methyl–D–aspartate（NMDA）受容体が密接に関与している．扁桃体のみならず，IL 領域に $GABA_A$ 受容体のアゴニストを投与することで消去機能が障害される結果が示され，IL 領域の NMDA 受容体も同様に恐怖記憶の消去に密接に関連していると考えられている．$GABA_A$ 受容体アゴニスト以外にも，カンナビノイド受容体アンタゴニストやドパミン 1 受容体アンタゴニストも，恐怖記憶の消去を阻害することが報告されている．これに加えて IL 領域の脳由来神経栄養因子（BDNF）–TrkB 情報系や，セロトニン神経系も消去機能に関与していることも報告されている．

おわりに

抗不安薬の作用機序は，不安・恐怖を司るグルタミン酸神経系の興奮を，扁桃体を中心に GABA 神経系の機能亢進を介して抑制することに要約される．$GABA_A$ 受容体の構造および薬理学的特徴が示すように（図 3），アルコールをはじめとして歴史的に使用されてきた抗不安薬は $GABA_A$ 受容体の活性化を共通の薬理作用として有している．このような GABA 神経系の活性化による抗不安作用から，直接，グルタミン酸神経系の亢進を抑制する抗

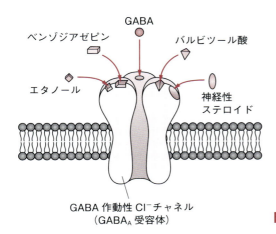

図3　$GABA_A$ 受容体の構造

不安薬の開発が行われている．まだまだ薬物自体が臨床適応のない薬物が多いなかで，すでに不安症以外で適応を取得しているいくつかの NMDA 受容体活性を抑制する薬物による動物実験が行われている．例えば，抗てんかん薬として臨床使用されているトピラマート（トピナ®）は GABA 存在下での $GABA_A$ 受容体機能の亢進もあるが，AMPA/カイニン酸受容体の抑制機能もある薬物で，動物実験では抗不安効果が報告されている．筋萎縮性側索硬化症の治療薬として用いられているリルゾール（リルテック®）は，前シナプスからのグルタミン酸の放出を抑制する作用での，抗不安作用が期待されている．この他にも NMDA 受容体阻害薬や metabotropic glutamate 受容体阻害薬の応用も試みられており，グルタミン酸神経系を直接抑制する機序による新たな抗不安薬の開発が期待される．

文 献

1) Dias BG, Banerjee SB, Goodman JV, et al. Towards new approaches to disorders of fear and anxiety. Curr Opin Neurobiol. 2013; 23: 346-52.
2) LeDoux J. Synaptic sickness. In: LeDoux J, ed. Synaptic self. Penguin; 2002. p.260-300.
3) Sotres-Bayon F, Quirk GJ. Prefrontal control of fear: more than just extinction. Curr Opin Neurbiol. 2010; 20: 231-5.

〈森信　繁〉

・第 1 章・　抗不安薬とは何か（総論）

4　抗不安薬の臨床
〜どのような状態に何を目的として使われるのか?

　世界精神保健（WMH）日本調査 2002-2006（最終データ 4,134 名）によるわが国の地域住民における，パニック障害，パニック障害の既往歴のない広場恐怖，社交不安障害，特定の恐怖症，全般性不安障害，外傷後ストレス障害いずれかの不安障害の生涯有病率および 12 ヵ月有病率は 6.7% および 4.0%（性別・年齢の偏りに対する重みづけ後: 9.2% および 5.5%）であり，不安障害は非常に高頻度に認められる疾患であることが判明している．抗不安薬は，これら不安障害などに対する薬物療法として利用するほかにも，不安や緊張に伴う身体症状の軽減を目的として使用することもある，臨床上使用機会の多い向精神薬である．

I　不安は誰にでもある

　危険な状況下で感じる不安は，正常な急性ストレス反応である．不安が闘争・逃走反応を誘発し，交感神経が刺激されて生じる変化は，攻撃対象を撃退したり，攻撃対象から逃走するという対処に適応するための状態である．例えば，歩行中に急に猛スピードの車とすれちがった時には「危なかった」「怖い」という恐怖感や不安と同時に，動悸，発汗などの身体症状も伴うことがあるが，概して一過性でじきに消失する．あるいは，「老後のことが心配」という内容は対象が明瞭で，現代社会において多くの人が了解できる不安であり，それのみでは病的とはいえない．「老後のことが心配で」という訴えのみで抗不安薬が処方されることは通常ない．「老後が心配」ゆえに健康に注意する，経済的準備をする，近所の人と交流を図る，などの対処法を工夫することにも繋がるという利点もある．

II 抗不安薬治療を要する状態とは

　一方，病的不安は，不適切な場面下に生じたり，苦痛な不安のために日常生活に支障をきたすような場合を指す．精神的不安だけでなく，発汗や動悸，呼吸困難感などの身体症状を伴う場合や，特定の状況を回避するような場合もある．また，病的不安でも，数秒，数分という短時間で生じる場合もあれば，緩徐に生じることもあり，症状の持続時間も，数秒，数分から数ヵ月，年単位と幅がある．

　精神科的に診断基準を満たす場合には不安障害や強迫性障害，ストレス関連障害などと診断される．うつ病や統合失調症など他の精神疾患に併存する不安症状もある．また，不安障害に類似する身体疾患や誘発物質や，向精神薬からの離脱によっても著明な不安を呈する場合がある．

　以下に，抗不安薬治療を要する状態と，おおよその薬物療法について概観する．

1 精神疾患

　不安障害をはじめとする不安を主症状とする精神疾患に対して抗不安薬を使用する．

　持続するタイプの不安症状に対しては，抗うつ薬やセロトニン部分作動薬を使用する場合が多い．一部の抗うつ薬〔選択的セロトニン再取り込み阻害薬（SSRI）など〕は，パニック障害や社交不安障害，全般性不安障害，強迫性障害に対しての保険適応を有する．本邦では保険適応ではないが，月経前気分不快障害やPTSDに対してもSSRIが有効であることが海外で知られている．診断によって用いる薬物療法が異なるため，まずは診断をつけることが大切である．

　発作的に短期間の強い不安が生じ苦痛が大きい場合には，作用発現が迅速なベンゾジアゼピン系薬を頓服として使用する場合もある．ベンゾジアゼピン系薬物は依存や筋弛緩に伴う転倒リスクなどの問題点があるため，計画的に用いるようにする．うつ病では数週間の間はベンゾジアゼピン系抗不安薬を抗うつ薬に併用した方が，抗うつ薬のみの治療群よりも治療脱落率が低いという報告がある．FurukawaらのCochraneレビューによると[1]，9研究の

患者総数679名のうち，抗うつ薬とベンゾジアゼピン誘導体併用療法群では抗うつ薬単剤療法群よりも脱落率が低かった（relative risk 0.63, 95% CI: 0.49-0.81）．1，2，4週目の反応率（うつ病尺度が50％以上減少した場合を反応と定義）が抗うつ薬単剤よりも高かったが，6，8週目には有意差を認めなかった．また，併用療法群では副作用による脱落も，抗うつ薬単剤療法群よりも少なかったという（relative risk 0.53, 95% CI: 0.32-0.86）．4週目のうつ病改善の治療必要数（NNT）は7で，大うつ病に対するSSRIと同等で，有力な治療ということになる．また，Sawadaらによるカルテ調査でも，ベンゾジアゼピン系抗不安薬を併用していた方が，大うつ病外来患者の1ヵ月後の抗うつ薬維持率が高かった（オッズ比2.14, 95% CI: 1.22-3.73, $p = 0.008$）ことが報告されている[2]．しかし，3，6ヵ月には有意な差は見いだされなかった．

うつ病性昏迷（stupor, catatonic）を呈する場合には，電気けいれん療法と並んでベンゾジアゼピン誘導体も治療に用いられる．ベンゾジアゼピン系抗不安薬の筋注・静脈内投与によって1日以内に改善したという症例報告がある[3]．

抗うつ薬の効果発現が比較的遅いことや，SSRIをはじめとする抗うつ薬では，特に若年者における自殺関連行動に対する懸念が払拭されていないこと，また，抗うつ薬を使い始める初期に不安・焦燥が惹起されることがあるため，特に抗うつ薬開始後や増量後にはベンゾジアゼピン系抗不安薬を併用してよいと思われる[4]．

身体表現性障害や心気症では不安を呈することが多いが，抗うつ薬を中心としてうつ病に準じた薬物療法を使用することが多い．

従来の薬物療法で治療反応に抵抗を示す場合や，有害事象のために使用しづらい場合には，漢方薬を不安軽減作用をターゲットに補助的に用いることがある．抗不安作用が報告されている漢方薬は複数ある．例えば，イライラ主体の場合には加味逍遥散（更年期障害でもよく使用されている）や大柴胡湯，興奮や不眠を伴う場合には柴胡加竜骨牡蛎湯，興奮したり落ち込んだりする場合には，従来小児のかんしゃくに使用されていた抑肝散や抑肝散加陳皮半夏，くよくよ考えすぎ，ほてりもある場合には加味帰脾湯，のどのつかえ感があるような場合には半夏厚朴湯，という具合である．ただし，漢方使

用にあたっては，証や気・血・水について吟味し個人の体質に合わせて処方する必要がある．つまり，患者さんの現在の「証」を見いだすには「四診」〔望（ぼう），聞（ぶん），問（もん），切（せつ）〕という漢方医学特有の診察を行う．望診（体格や顔色，舌などを観察）により陰陽や虚実といった体質などの検討をつける．聞診は声や咳などの観察（声に張りがあれば実証など），切診は触診に相当し脈診と腹診があり，腹診では腹部の緊張・圧痛・抵抗を知り胸脇苦満の程度にて実証，虚証で漢方薬を使い分ける．気（き）・血（けつ）・水（すい）とは生体エネルギーのような概念的なもので気うつ，気虚，血虚，水毒などの症状を呈し，それぞれに適した漢方薬がある．詳しくは実書を参照されたい．

2 身体疾患・身体症状

　甲状腺機能亢進症や褐色細胞腫，副腎皮質疾患などによって病的不安が惹起される場合がある．根本的治療は身体治療であるが，例えば甲状腺機能亢進症で末梢血による評価では正常になってもまだ不安症状を呈するなど，タイムラグを生じる場合もある．対症療法的に抗不安薬を用いる場合がある．

　セロトニン部分作動薬であるタンドスピロンは神経症における抑うつ，恐怖の他に，心身症（自律神経失調症，本態性高血圧症，消化性潰瘍）における身体症候ならびに抑うつ，不安，焦燥，睡眠障害の治療にも適応を有している．ただし，タンドスピロンはベンゾジアゼピン系抗不安薬のような即効性はないことに留意したい．また，半減期が短いために1日3回服薬する必要がある．

　ベンゾジアゼピン系抗不安薬には筋弛緩作用があるため，筋緊張を呈するような病態（肩こりや腰痛など），筋緊張から増悪されるような頭痛，不安緊張の高い人の高血圧症などに利用されることも多く，整形外科や一般内科でも広く処方されている．逆に，ベンゾジアゼピン系抗不安薬の筋弛緩作用ゆえ，ふらつきや転倒・転落リスクがあるために，特に高齢者では注意するべきである．呼吸抑制リスクもあるため，呼吸不全状態や睡眠時無呼吸症候群でも使用しないようにする必要がある．また，重症筋無力症および，弱い抗コリン作用のために急性狭隅角緑内障に禁忌である．

3 不安誘発物質

　コカイン，カフェイン，アンフェタミン，アルコール，ステロイド製剤などの摂取により病的不安が生じる場合がある．近年では危険ドラッグ（旧：脱法ハーブ，脱法ドラッグ）乱用が特に若年者で増加しているが，危険ドラッグ使用時に著明な不安，発汗，振戦を認める場合がある．コカイン，アンフェタミン，カフェインといった中枢神経刺激剤や大麻，およびアルコールやバルビツール酸などの中枢神経抑制剤ではパニック発作を呈する場合がある．

4 物質からの離脱による症状

　アルコールでは，連用していた人が急にやめると，数日にかけて離脱症状が認められる．特に離脱せん妄に重なる形で不安や不眠を認めることが多い．身体症状としては発汗や振戦，幻視や錯視，けいれん発作や見当識障害が認められることもあり，振戦せん妄と呼ばれることもある．アルコール症に陥っている場合には，これらの離脱症状による不快感から逃れるためにさらに飲酒し，結果的に連続飲酒という行動パターンに陥ることもある．断酒する際の離脱症状を回避する目的で，アルコールと交叉耐性を有するベンゾジアゼピン系不安薬（抗けいれん作用も要するジアゼパムや，CYP450による代謝を受けないロラゼパムなど）を一時的に（1〜2週間程度）用いることがある．

　GABA（γ-アミノ酪酸）$_A$受容体にはαとβサブユニットの間にGABAの結合部位が存在し，他にベンゾジアゼピン系薬物，バルビツール酸系薬物，アルコール類（エタノールなど），ニューロステロイド類（プロゲステロン代謝物，コルチコステロン代謝物など）の結合部位がある（図1）．交叉耐性のあるベンゾジアゼピン系薬物をアルコール離脱治療に用いるわけであるが，もともとアルコール症患者は依存性が高く，ベンゾジアゼピン系薬物への依存へシフトしないよう，くれぐれも計画的に使用する必要がある．

　タバコ（ニコチン）も中断すると「禁断症状」として不安・焦燥が認められることが多い．そのため，ニコチン置換療法（ガム，トローチ，パッチなど）を用いたり，海外ではブプロピオンでも治療効果が報告されている（本

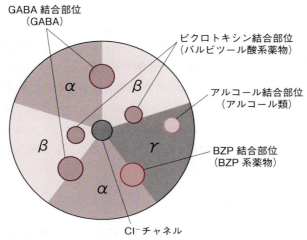

図1 GABA$_A$受容体の模式図
GABA: γ-アミノ酪酸, BZP: ベンゾジアゼピン
(吉見 陽, 他. 第107回日本精神神経学会学術総会 シンポジウム. 2012. p.SS146-53)[5]

邦未承認）．ブプロピオンはドパミンおよびノルアドレナリン再取り込み阻害薬（DNRI）として作用し抗うつ薬として開発されたが，ニコチン拮抗薬でもある．

依存性物質だけでなく，抗うつ薬やベンゾジアゼピン系抗不安薬などを一定期間以上服薬継続していた後に，急に大幅な減量をしたり中止した場合には，離脱症状（中断症候群ともいう）を呈する場合がある．その場合にも不安感の増大の他に振戦や発汗，頭痛などの身体症状を伴うことが多い．計画的な漸減が必要である．この場合には，まず減量・中止した薬剤を元の用量に戻すと速やかに症状が軽快することがほとんどであるが，症状が強い場合にはごく短期間のみ対症療法的に抗不安薬を使うことがある．離脱症状軽快後，さらに時間をかけて漸減を再開する．

おわりに

抗不安薬を使用する際には，その目的／治療目標と，どういう状態になったら，どのようにして中止するのかを最初からイメージした上で開始する必

要がある．そうでなければ漠然と継続してしまい，意識しないまま，特にベンゾジアゼピン系薬の場合には常用量依存になっている危険性があるからである．不安が皆無になることは生きていく上で不可能であり，日常生活上支障ないレベルとの折り合いを，抗不安薬による薬物療法だけでなく認知行動療法や運動療法などのスキルも利用しながら見つけていくのが実際的と思われる．

文 献

1) Furukawa TA, Streiner DL, Young LT. Antidepressant and benzodiazepine for major depression. Cochrane Database Syst Rev. 2002;(1): CD001026.
2) Sawada N, Uchida H, Suzuki T, et al. Persistence and compliance to antidepressant treatment in patients with depression: a chart review. BMC Psychiatry. 2009; 9: 38.
3) Hung YY, Huang TL. Lorazepam and diazepam rapidly relieve catatonic features in major depression. Clin Neuropharmacol. 2006; 29: 144-7.
4) 尾鷲登志美．うつ病治療にベンゾジアゼピン誘導体を用いることの是非について．In: 上島国利，三村 將，中込和幸，他，編．EBM精神疾患の治療 2011-2012．東京: 中外医学社; 2011．p.102-7.
5) 吉見 陽，山田清文．ベンゾジアゼピン系薬物の効果と副作用の分子基盤: $GABA_A$受容体のサブタイプと薬理作用．In: 精神神経学会総会特別号 第107回 日本精神神経学会学術総会 シンポジウム．2012．p.SS146-53.

〈尾鷲登志美〉

• 第1章 • 抗不安薬とは何か（総論）

5 抗不安薬の正しい使い方
～より安全に用いるための注意点は？

　ベンゾジアゼピン系などの睡眠薬や抗不安薬は，今日，あらゆる診療科で広く処方されている．その特徴は，かつて抗不安薬として用いられたメプロバメートや，睡眠薬として用いられたバルビツレート系やブロムワレリル尿素系の薬剤に比べて依存性，ならびに大量摂取時の危険性が低い，という点にあるとされてきた．

　しかし海外では，1970年代には早くもジアゼパムの乱用・依存が問題化し，わが国でも1980年代半ば以降，無視できない問題として少しずつ臨床現場に浮上するようになり，いまやわが国の薬物依存症臨床の現場では，睡眠薬・抗不安薬は，危険ドラッグとともに覚せい剤に次ぐ乱用薬物となっている．しかも驚くべきことに，そうした睡眠薬・抗不安薬依存症患者の多くが，その乱用薬物を「医師からの処方」という合法的な手続きによって入手している[1]．この事実は，睡眠薬・抗不安薬の処方にあたっては十分な慎重さが必要であることを示唆している．

　本節では，薬物依存症臨床の立場からみえてきた，抗不安薬使用における問題点を整理し，それらの薬剤を処方する際の注意点について論じたい．

I 抗不安薬依存症患者の臨床的特徴

　抗不安薬依存症患者は，連日，睡眠薬・抗不安薬を連日大量に服用し，酩酊状態による物忘れ転倒，離脱性てんかん，自動車事故，さらに高齢者の場合には転倒による大腿骨骨折などを起こすことで顕在化し，周囲の説得により専門的な治療につながる．なかには，あたかも「FRISK」でもかじるように，睡眠薬や抗不安薬の錠剤をいくつかもまとめて口の中に放り込む状況にまで深刻化してしまう者もいる．

　こうした患者は，これまでのわが国の薬物依存症患者―その最も典型的な

例は覚せい剤依存症患者—とは異なり，睡眠薬・抗不安薬依存症患者は女性が多く，年齢が若く，学歴が高く，そして非行歴・犯罪歴を持つ者は少ない[1]．

何よりも重要なのは，薬物使用動機の違いである．睡眠薬・抗不安薬依存症患者は，覚せい剤依存症患者のように刺激や快感を求めて薬物を使用するのではなく，不眠や不安，あるいは抑うつ気分といった苦痛を緩和するために薬物を使用している．

肝に銘じておくべきことは，人を依存症にするのは快感をもたらす薬物だけではないということである．たとえ何ら快感をもたらさなくとも，耐えがたい苦痛を緩和してくれる効果があれば，その薬物は人を依存症にさせるポテンシャルを備えているというべきであろう．

II 抗不安薬依存症の背景にある要因

1 医師側の問題

睡眠薬・抗不安薬依存症患者の約8割は，その乱用薬物を精神科医やプライマリケア医などの「医師」から入手している[1]．多くの場合，不安，不眠，あるいは抑うつに対して医師から処方され，それを服用しているうち依存症を発症するパターンである．

睡眠薬・抗不安薬の乱用・依存を引き起こしやすい医師の処方行動には，次の3つの特徴がある[2]．第1に，アルプラゾラムやエチゾラム高力価・短時間作用型のベンゾジアゼピン系もしくはその近縁薬剤を複数処方したり，乱用者の間でブランド化されている乱用リスクの高い薬剤を無思慮に処方したりすることである．第2に，薬剤を貯めている可能性を顧慮しない漫然とした処方を繰り返すこと—例えば，前回4週間分処方したのに，1週間後受診時に再び4週間分処方するなど—である．そして最後に，診察なしで処方箋のみ出すということ，すなわち無診療投薬である．これは絶対に避けなければならない．

これまで睡眠薬・抗不安薬の乱用・依存については，衝動的で依存的なパーソナリティの存在など，ともすれば患者側の要因ばかりが強調されてき

た．しかし上述の通り，処方する医師の側にも問題が認められることが少なくない．

2 患者側の要因

　抗不安薬乱用は，不安や緊張といった心理的苦痛を，誰の助けも借りずに緩和する目的から行われるが，その根底には，「人に相談しても，助けを求めても意味がない．人は必ず私を裏切る．しかしクスリは決して私を裏切らない．これさえあれば，どんなつらい目に遭おうとも，私は自分をコントロールできる」という，人に援助を求めることへの不信感が存在している．そして，そのような人の多くは，過去および現在において，虐待やいじめ，あるいはドメスティックバイオレンスやパワーハラスメントなどで，他者に振り回され，傷つけられ，裏切られるという体験を生き延びた人たちである．

　そうした生活背景のせいで，抗不安薬乱用患者の多くが，精神科に通院しながら，主治医をあたかも「薬屋」と見なし，本質的には信用していない可能性がある．彼らは，人との〈ツナガリ〉よりも，薬という〈モノ〉の方が安全で，自分を傷つけたり，失望させたりしないものと信じ込んでいる．ましてや精神科医が提供するのは，しばしば紋切り型で「流れ作業的」な短時間診療であることが少なくない．この状況で医師を信じろという方が間違っている．その結果，患者は，〈ツナガリ〉を欠いたまま，〈モノ〉に依存して一時しのぎをしてきたわけである．

　子ども時代に深刻なトラウマ体験している者には特に注意が必要である．彼らの不眠や不安の訴えに応じて増薬していくと，あっという間に乱用・依存者を作り出してしまう．特に夜間の不安・不眠の訴えには要注意である．というのも，彼らが直接に体験した様々な虐待にしても，あるいは，彼らが間接的に体験した，家族内における激しい暴力場面にしても，恐怖を伴う出来事はいずれも夜に生じている．そのため，特に就床し，消灯して眠りが訪れるまでは，彼らにとっては最もフラッシュバックが起こりやすく，過覚醒状態になってしまう時間帯だからである．

　その時の過覚醒と孤立無援感を伴った恐怖・緊張を，薬物療法だけで鎮めようとするなかで，抗不安薬や睡眠薬の乱用・依存，さらには，結果とし

て過量服薬を呈して救命救急センターに搬送されたりする．なお，このようは場合には，むしろ寝ようとするのはやめて，点灯して部屋を明るくし，ちょっとしたエクササイズやマインドフルネスを行う方が害がないばかりか，効果も高い．

III 乱用頻度の高い抗不安薬

　抗不安薬乱用者の多くが睡眠薬も乱用しており，そのような乱用者の間でブランドされ，乱用される頻度が高い薬剤としては，トリアゾラム，フルニトラゼパム，エチゾラム，ゾルピデムがあげられる[3]．いずれも処方頻度の高い薬剤ではあるが，ベンゾジアゼピン系もしくはその近縁薬剤として高力価ないしは短時間作用型という，依存を生じやすいプロフィールを持っている．

　そのなかで抗不安薬に相当するのは唯一エチゾラムである．このエチゾラムは，複数の診療科から重複して処方されることが多い薬剤でもある[4]．これには，筋緊張性頭痛や腰痛症など，エチゾラムの適応症が幅広いことに加え，ジェネリック製品が多く，医師にもそれがエチゾラムであることを気づきにくいことが関係していると考えられる．また，向精神薬指定を受けていないために，長期処方が可能である点も，乱用者にとっては好都合といえるであろう．

　抗不安薬依存症患者の大半は，エチゾラムを乱用している．彼らの言葉を信じるならば，エチゾラムには，薬理学的なプロフィールには現れない，独特の「飲み心地のよさ」があり，実際，服用後の「高揚感」を指摘する乱用者は多い．かつてはこの高揚感を「抗うつ効果」ととらえ，エチゾラムを「抗うつ効果のある抗不安薬」と評する愚かな精神科医もいたほどである．いずれにしても，エチゾラムは非常にやめにくい薬剤であり，常用量依存患者の潜在数は我々の想像を超える多さと考えられる．今後は，いかなる患者に対しても，新規にエチゾラムを処方すべきではない．

常用量依存の概念と弊害

1 常用量依存の概念

　ベンゾジアゼピン系およびその近縁薬剤の問題点は，医師の指示通りに服用していれば絶対に安全とはいいきれない点にある．すでに海外では，1980年代より，通常の臨床用量以下（ジアゼパム換算で30 mg/日）の範囲であっても長期服用により身体依存が形成され，中止に伴って離脱症状が現れることが気づかれており，このような病態は常用量依存と呼ばれてきた．言い換えれば，すでにベンゾジアゼピンなどの服用を要する状態を脱しているにもかかわらず，反跳現象や離脱症状のために服用中止困難となっている事態である．もちろん，渇望や薬物探索行動を伴わないことから，狭義の薬物依存症とは峻別すべきであるが，患者に不要な薬剤の長期間服用を強いる結果をもたらすという点では有害事象の一つと見なしうるものである．

2 常用量依存による弊害

　筆者は，「それで症状が治まるのならば，常用量依存もやむなしではないか」という立場を否定するつもりはない．しかし，安易にベンゾジアゼピン系などを用いることが思わぬ精神症状の悪化や病像の複雑化をもたらす可能性を忘れてはならない．

　例えば，睡眠障害に対して超短時間型の睡眠剤を用いることにより，反跳現象や離脱症状による早朝の不眠や不安が惹起されることがある．また，睡眠薬の薬理作用が抑うつ症状をマスクしてしまったり，その鎮静効果が精神運動抑制を強めたりして，正確な症状評価を困難にさせることもある．さらに，衝動的なパーソナリティ傾向を持つ患者では，ベンゾジアゼピン系などが持つ脱抑制作用により，自傷行為や自殺企図，あるいは攻撃的行動を促進することもある．

薬処方に際しての注意点

　抗不安薬の処方にあたっては，それが引き起こす弊害を最小限に抑えるために，以下の点に留意する必要がある．なお，以下の点は，何も抗不安薬だけに限った話ではなく，睡眠薬にも当てはまることである．抗不安薬依存症患者の多くが，睡眠薬の乱用を伴っていることに注意すべきである．

1 短期間の使用に留める

　ベンゾジアゼピンおよびその近縁薬剤に対する常用量依存は，投与期間6週間以下で離脱症状が出現する危険性は低い一方で，投与期間3ヵ月を超えると離脱症状出現の危険性がわずかに高まり，8ヵ月以上になると相当に高まる．したがって，可能な限り，最初から短期の使用に留めることを考慮した治療計画を立て，患者にもあらかじめそのことを伝えた上で，睡眠薬・抗不安薬を処方するようにする．

2 低力価の薬剤を選択する

　睡眠薬・抗不安薬の離脱症状は，高力価の薬剤ほど生じやすい．したがって，長期使用が避けられない場合には，なるべく低力価の薬剤を用いる．もしもすでに高力価の薬剤を処方している場合には，低力価・長時間作用型の薬剤に変更し，中止しやすい状態を準備する．

3 短時間作用型を避け，必要最小量の処方とする

　睡眠薬・抗不安薬の離脱症状は，血中半減期が短い薬剤ほど，そして，同じ薬剤でも投与量が多いほど，そして投与期間が長いほど生じやすい．したがって，患者が効果の発現や消失を自覚しやすい短時間作用型の薬剤は極力避けるべきである．

4 定時薬として処方しない

　効果が検証されることのないまま，睡眠薬・抗不安薬が定時薬として漫然と処方されるという事態は避けなくてはならない．このような処方が常用量依存をつくり出し，服用中止を困難にしてしまう．そこで，発作時頓服のよ

うな間欠的かつ不定期なかたちで服用させることで，あらかじめ中止しやすい状況にしておくわけである．

ただし，パニック障害で予期不安が強い患者，あるいは，衝動的な患者に対しては，頓用薬だけでの対応がかえって過量服薬や乱用・依存を招くこともある．この点については，慎重な見きわめが必要である．

5 禁酒指導をする

ベンゾジアゼピン系とアルコールとの間には交差耐性があり，両者を併用している者では依存の進行が早いことが確認されており，アルコール自体に不安や抑うつを悪化させる作用がある．睡眠薬・抗不安薬の処方にあたっては患者の飲酒習慣を確認した上で治療中の禁酒を指示し，禁酒困難症例に対しては投与を控える．

6 乱用者の間で「ブランド化」した薬剤の処方を避ける

睡眠薬・抗不安薬依存症患者は，医師に特定の薬剤名をあげて処方を求めることが少なくない．このような患者に遭遇した場合，複数の医療機関から同種の薬剤の処方を受けていないかどうか，前回処方した日数のよりも早い時期に再受診し，本来であれば，残薬の存在が想定されるにもかかわらず，処方を求めていないか（フライング処方），といった点に注意しなければならない．

依存症患者に好まれる抗不安薬には，上述した高力価，短時間作用型といった薬理学的特徴のほかに，乱用者間における一種の「ブランド」というものも影響している．したがって，そうした「ブランド薬剤」を極力避ける努力が必要である．そのなかでもエチゾラムは，多くの乱用者が好んでいることはすでに述べた通りである．

7 現実的困難に対するソーシャルワーク

不眠や不安の原因となる現実的困難―特に，職場におけるパワーハラスメントや不倫の悩み，配偶間暴力，家庭内別居など，「苦痛に晒されながらも，そこから逃げ出せないでいる状況」―を抱えている患者は依存症になりやすい．過去に虐待などの外傷体験を持つ者では，ことに上述したような状

況に対して脆弱で，短期間で依存症に陥りやすい．このような患者の場合，睡眠薬や抗不安薬による薬物療法に先だって，あるいは同時に，こうした現実的困難の解決に向けての環境調整やソーシャルワークが必要である．

8 頭痛を訴える患者に注意

過去に外傷体験を抱え，現在も苦痛を伴う状況に置かれている患者の多くが，日頃より執拗に「頭痛」を訴え，鎮痛薬の処方を繰り返し求めたり，あるいは，密かに市販鎮痛薬を常用・乱用したりしている．現実生活の困難をいっさい語らないまま，ただ「頭痛」だけを訴えて，頭痛の専門外来に通院していることもめずらしくない．その意味では，頑固な頭痛はこうした乱用・依存リスクの高い患者の指標となる．

おわりに

意外に思うかもしれないが，抗不安薬を大量に処方する医師（当然，睡眠薬も大量に処方している可能性がある）のなかには，治療熱心な臨床医も少なくない．熱心であること自体は医師として好ましい態度だが，問題は，その医師がすべてを「薬」で解決しようとする点にある．その医師は，愁訴の背景にある現実的苦痛を無視して，「ひとまず」薬を処方することでお茶を濁す．そうすることで，患者の苦痛だけでなく，自らが直面している「無力感」という苦痛も緩和できる．患者から感謝されることさえある．

しかし，結局のところそれは一時しのぎでしかない．そのような一時しのぎの果てに待ち受けているのは，「薬物療法」に依存した診療，すなわち，患者を薬物依存症にさせる診療である．その構造は，本来は薬では解決しない現実的困難を一時的に忘れるために，抗不安薬で意識を濁らせる依存症患者と本質的に同じである．

大切なのは，抗不安薬を処方する前に，愁訴の背後にある現実的困難に留意し，それが薬物療法で解決する問題なのかどうかを絶えず考える態度である．

文 献

1) 松本俊彦, 尾崎 茂, 小林桜児, 他. わが国における最近の鎮静剤（主としてベンゾジアゼピン系薬剤）関連障害の実態と臨床的特徴――覚せい剤関連障害との比較――. 精神経誌. 2011; 113: 1184-98.
2) 松本俊彦, 成瀬暢也, 梅野 充, 他. Benzodiazepines 使用障害の臨床的特徴とその発症の契機となった精神科治療の特徴に関する研究. 日本アルコール・薬物医会誌. 2012; 47: 317-30.
3) 松本俊彦, 嶋根卓也, 尾崎 茂, 他. 乱用・依存の危険性の高いベンゾジアゼピン系薬剤同定の試み：文献的対照群を用いた乱用者選択率と医療機関処方率に関する予備的研究. 精神医学. 2012; 54: 201-9.
4) Shimane T, Matsumoto T, Wada K. Prevention of overlapping prescriptions of psychotropic drugs by community pharmacists. Jpn J Alcohol & Drug Dependence. 2012; 47: 202-10.

〈松本俊彦〉

・第 2 章・　抗不安薬の種類と特徴

1 ベンゾジアゼピン系抗不安薬

　現在，ベンゾジアゼピン系抗不安薬は，わが国で最も広く使用されている薬物の一つである．一般的に常用量使用では安全性は高い．しかし，身体的依存性（薬物の急な中止，減量などにより，不安，イライラ，震え，発汗などの症状が出現すること），精神的依存性（薬物がやめられなくなること），耐性（徐々に薬物使用量が増加していくこと）などの問題がある．加えて，ベンゾジアゼピン系薬物を使用することで，筋弛緩作用，前向性健忘，認知機能低下，奇異反応（興奮，脱抑制，逸脱行為などが生じること），せん妄，呼吸抑制などの副作用が出現することがある．特に，高齢者や身体合併症を有する患者に使用する場合には注意が必要である．

I　ベンゾジアゼピン系抗不安薬の適応症

　主にパニック障害，全般性不安障害，社交不安障害などが適応となる．まず各疾患について簡単に説明する．

1 パニック障害

　特に誘因がないのにかかわらずパニック発作（動悸，過呼吸，発汗，震え，窒息感，めまいなど）の症状が突然生じる（高所恐怖症では，患者は高い場所という状況に暴露されることでパニック発作を生じるが，これはパニック障害とは診断されないことに注意する）．パニック発作は 10 〜 20 分で軽快するが，それ以降も慢性的に繰り返す．また，患者は通常パニック発作が出るのではないかという予期不安に悩まされる．パニック障害が重度になると，家から外に出られないという広場恐怖あるいは外出恐怖を伴う．

2 全般性不安障害

仕事や学業などの多数の出来事に対する過剰な心配と浮動性不安に特徴づけられる．その不安のために患者は日常生活に支障を生じている．一般的に慢性経過をたどり，症状は悪化と軽減を繰り返すことが多い．

3 社交不安障害

他人の注目を浴びるかもしれない社会的状況（例えばスピーチやパーティなど）において顕著な不安症状が出現する．患者はその恐怖や不安が過剰であることは自覚している．患者はその状況を回避する行動をとるか，著しい苦痛を感じながら耐え忍んでいる．

4 その他

大うつ病性障害患者の不安状態や統合失調症患者の不安状態や興奮状態に対しても頓用薬として使用される．

II ベンゾジアゼピンとカテコールアミン神経系

カテコールアミン（CA）覚せい剤アンフェタミンはCA分泌を促進することにより覚醒度を高め活動量を上昇させる．また，CAの再取り込みを阻害するコカインやモノアミン酸化酵素阻害薬（monoamine oxidase inhibitor：MAO阻害薬）であるフェニプラジンやトラニルシプロジンもCAを増やすことで覚醒度を上げる．一方，レセルピンはCAを枯渇させることにより覚醒度を下げ，活動量の低下や鎮静を引き起こす．tyrosine hydroxylase を阻害する α-methyl-p-tyrosine や dopamine-β-hydroxylase を阻害する bis[4-methyl-1-homopiperazinyl-thiocarbonyl] disul-fide（FLA-63）なども覚醒度を下げる．

ドパミン（DA）およびノルアドレナリン（NA）神経系は，脳内での分布ならびに投射経路が異なり，それぞれが異なった機能的役割を果たしていると考えられている．まずDA神経系は黒質，中脳被蓋野および視床下部に起始核を持ち，以下の4つの経路を形成している．①黒質線条体経路（黒

質から基底核への投射），②中脳辺縁系経路（腹側被蓋野から側坐核への投射），③中脳皮質経路（腹側被蓋野から大脳辺縁系への投射），④漏斗下垂体経路（視床下部から下垂体前葉への投射）．一方，NA神経系は脳幹の青斑核が起始核であり，前頭皮質，大脳辺縁系，小脳，脳幹の4領域へ投射している．

　これらのうちでDA神経系に関しては，黒質線条体経路および中脳皮質経路が覚醒に対して重要な役割を果たしていると考えられている．DA神経系の活動は感覚刺激，意識活動，行動喚起などと強く関連している[1]．一方，NA神経系に関しては青斑核から前脳皮質への経路が皮質の活性化に重要な役割を担っていると考えられている．NA神経系の活動はvigilance（注意喚起，警戒），ストレスによる過覚醒などと関連している．DA神経系やNA神経系は無動や昏睡と関連していることも臨床研究から明らかになっている[2]．

III 不安障害とノルアドレナリン神経系

　YamadaとNakamuraらは，不安障害の患者では，唾液中のNAの代謝物質である3-methoxy-4-hydroxyphenylglycol（MHPG）が健常者と比較して高値であることを報告した．さらに，アルプラゾラムによる1週間の治療がMHPGを健常者レベルまで低下させることも合わせて報告している[3]．また，不安障害の診断基準を満たさない健常者であっても，高ストレス暴露群では血中MHPG濃度が高値であることを我々は健康な勤労者を対象に報告している[4]．

IV 不安とGABA神経系

　γ-アミノ酪酸（GABA）神経系やセロトニン神経系は，前頭前野や海馬，扁桃体などに神経終末を有している．GABA神経は介在神経が多い．GABA神経系が前頭前野や海馬を介した扁桃体への情報入力を抑制し，直接，扁桃体の過剰興奮も抑制する．GABA神経系やセロトニン神経系がNA神経系の過剰な興奮と関連する可能性も示唆されている．自律神経機能を調

節する扁桃体の過剰活性が生じることで,青斑核,傍小脳脚,視床下部などの領域への出力が促進されることで不安症状が生じることが推定されている[5]．

V ベンゾジアゼピン受容体

　ベンゾジアゼピン（BZ）系抗不安薬の薬理作用はGABA神経系の作用を増強し,細胞内へのCl⁻イオンの流入を促進し細胞の興奮を抑制することにより発現するとされている．BZはCl⁻チャネルの開口頻度を増加させる．BZ系抗不安薬は大脳辺縁系に多数存在する$GABA_A$受容体-BZ受容体-Cl⁻チャネル複合体に結合して大脳辺縁系を抑制することで,覚醒系への刺激を減少させることによって抗不安作用を示すと考えられている．

　BZ受容体にはω1型,ω2型,ω3型のサブタイプが存在し,中枢神経系や末梢組織に分布する．中枢型BZ受容体としては,ω1型,ω2型,ω3型が脳に存在し,末梢型BZ受容体としてはω3型が腎臓などに分布している．ω1およびω2受容体の脳内分布に関しては,ω1受容体は小脳,黒質,淡蒼球に,ω2受容体は脊髄,海馬,線条体に多く存在する．ω3受容体は$GABA_A$受容体と共役しておらず,中枢神経系ではグリア細胞のミトコンドリア膜に存在し,$GABA_A$受容体-BZ受容体-Cl⁻チャネル複合体に作用して鎮静作用を発現する神経ステロイドへの代謝に関与しているとの報告もある[6]．

　$GABA_A$受容体-BZ受容体-Cl⁻チャネル複合体は5つのサブユニットか

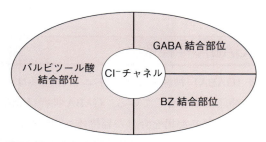

図1　$GABA_A$受容体の簡単な模式図
（Williams M, et al. Prog Neuropsychopharmacol Biol Psychiatry. 1984; 8: 209 より改変）[9]

ら構成されている[7].サブユニットの種類としては，α が 6 種類，β が 4 種類，γ が 4 種類，δ が 1 種類，ρ が 2 種類発見されている[7].各サブユニットは類似性が高く，それらの組み合わせにより一つの複合体が構成される.BZ 系抗不安薬による $GABA_A$ 受容体機能増強効果の発現には，α，β，γ の 3 種類のサブユニットの存在が必須である.α サブユニットの多様性により BZ 受容体の性質が変化する.$\alpha1\beta1\gamma2$ の組み合わせで発現する複合体は $\omega1$ 受容体の性質を示し，$\alpha2\beta1\gamma2$，$\alpha3\beta1\gamma2$，$\alpha5\beta3\gamma2$ の組み合わせが $\omega2$ 受容体の性質を示すことがわかっている[8].$GABA_A$ 受容体を単純化したものを図 1 に示す.

BZ 系抗不安薬の種類と分類

BZ 系薬物はその作用時間（血中消失半減期）と作用力価から分類される.表 1 に主要な BZ 系抗不安薬をまとめた.

表1 主な BZ 系抗不安薬の特徴

一般名	作用時間	半減期	力価
エチゾラム	短時間型	6 時間以内	高力価
クロチアゼム	短時間型	3～6 時間	低力価
ロラゼパム	中間型	12～24 時間	高力価
アルプラゾラム	中間型	14 時間	高力価
フルジアゼパム	中間型	23 時間	高力価
ブロマゼパム	中間型	10～20 時間	中力価
メキサゾラム	長時間型	20～100 時間	高力価
ジアゼパム	長時間型	20～100 時間	中力価
クロキサゾラム	長時間型	20～100 時間	中力価
メダゼパム	長時間型	36～150 時間	低力価
ロフラゼプ酸エチル	超長時間型	60～300 時間	高力価
フルラゼパム	超長時間型	30～200 時間	低力価

おわりに

BZ系抗不安薬はパニック障害，全般性不安障害，社交不安障害などの不安障害一般に対して有効な薬物である．時に，大うつ病性障害の治療初期にも使用される場合がある．一方で，長期間におよぶ漫然投与や数種類のBZ系薬物の投与が日本では大きな問題になっている．BZ系薬物は安易に投与されるべき薬物ではなく，そのリスク・ベネフィットを考えて，短期投与に留めるべきである．

まとめ
①BZ系薬物は比較的安全性が高い薬物である．
②速やかに効果が発現する．
③SSRIや精神療法が奏功するまでの間の短期間投与が望ましい．
④単剤投与とする．
⑤減量する場合にはゆっくりと行い離脱症状が出現しないようにする．

文献

1) Trampus M, Ferri N, Monopoli A, et al. The dopamine D1 receptor is involved in the regulation of REM sleep in the rat. Eur J Pharmacol. 1991; 194: 189.
2) Schott B, Michel J, Mouret J, et al. Monoamines et regulation de la vigilance. II: syndromes lesionnels du systeme nerveux central. Rev Neurol. 1972; 127: 157.
3) Yamada S, Yajima J, Harano M, et al. Saliva level of free 3-methoxy-4-hydroxyphenylglycol in psychiatric outpatients with anxiety. Int Clin Psychopharmacol. 1998; 13: 213.
4) Okuno K, Yoshimura R, Ueda N, et al. Relationships between stress, social adaptation, personality traits, brain-derived neurotrophic factor and 3-methoxy-4-hydroxyphenylglycol plasma concentrations in employees at a publishing company in Japan. Psychiatry Res. 2011; 186: 326.
5) Gorman JM, Kent JM, Sullivan GM, et al. Neuroanatomical hypothesis of panic disorder, revised. Am J Psychiatry. 2000; 157: 493.
6) Twyman RE, Rogers CJ, Macdonald RL. Differential regulation of γ-aminobutyric acid receptor channels by diazepam and phenobarbital. Ann Neurol. 1989; 25: 213.
7) Rupprecht R, Hauser CA, Trapp T, et al. Neurosteroids: molecular mechanisms of action and psychopharmacological significance. J Steroid Biochem Mol Biol. 1996; 56: 163.
8) Olsen RW, Bureau MH, Endo S, et al. The $GABA_A$ receptor family in the

mammalian brain. Neurochem Res. 1991; 16: 317.
9) Williams M. Molecular aspects of the action of benzodiazepine and non-benzodiazepine anxiolytics: A hypothetical allosteric model of the benzodiazepine receptor complex. Prog Neuropsychopharmacol Biol Psychiatry. 1984; 8: 209.

〈吉村玲児〉

・第2章・ 抗不安薬の種類と特徴

2 セロトニン (5-HT$_{1A}$) 部分作動薬

　ベンゾジアゼピン系薬物は，1960年代以降，強力な抗不安作用を持つトランキライザーとして，さらにその化合物のなかで催眠作用が強いものは睡眠薬として，各々精神科臨床において主要な役割を担ってきた．特に発売当初は，不安に対し従来用いられてきたバルビツール酸系薬物やメプロバメートに比し，安全性や有効性に優れている点が強調された．しかしその後，精神運動機能や記憶機能への影響，あるいは常用量依存などの問題が指摘されるようになり，これに代わる異なった作用機序を持つ抗不安薬のニーズが高まった．このような機運のなかで，新たに登場したのがセロトニン部分作動薬であり，1970年頃に初めて buspirone が開発された[1]．buspiron はもともと，抗精神病薬として臨床応用を目指したが，抗ドパミン作用は弱く，この発現に至るより低用量で，セロトニン受容体の部分作動薬としての特性を有することが明らかとなった．その後の非臨床的試験により，これの抗不安作用が確認され，一方で鎮静作用や筋弛緩作用がないことから，ベンゾジアゼピン系とは薬理学的プロファイルが異なる抗不安薬として注目された．本邦において buspirone は，臨床試験でプラセボとの有意差が認められず，発売されるに至らなかったが，1996年にタンドスピロン（セデイール®）が承認され，心身症に伴う身体徴候，不安・緊張・抑うつ・睡眠障害，神経症に伴う不安や抑うつなどを適応症とし，現在も様々な臨床場面で使用されている．

　本節では，本邦で用いられているタンドスピロンを中心に，セロトニン部分作動薬の薬理学特性や作用機序をまずは簡潔に説明し，その臨床応用の実例を紹介したい．

I 薬理学的特性

タンドスピロンはアザピロン誘導体に属する薬物であり，投与後1時間程度で最高血中濃度に達する．血中濃度は加齢によって影響され，高齢者では血中濃度の上昇がみられやすい．また半減期は約1.4時間と，ベンゾジアゼピン系抗不安薬に比しきわめて短い[1]．タンドスピロンの薬理作用は，実験動物を用いた行動評価により検討されている．例えばコンフリクト実験では，用量依存的にコンフリクト（葛藤）状況における行動抑制の解除，すなわち抗コンフリクト作用が確認され，また強制水泳実験により無働時間の短縮がみられた[1]．その他にも，様々なストレス負荷試験で，胃潰瘍の発生や摂食低下を抑制し，行動薬理学的実験では，筋弛緩作用や麻酔増強作用，自発運動抑制作用，協調運動抑制作用などを，ほとんど認めないことが明らかとなった．これらの結果は，セロトニン作動性抗不安薬が，ベンゾジアゼピン系抗不安薬に比し，より安全性に優れることを示唆しており，次世代の抗不安薬となりうる可能性が大いに期待された．

II 作用機序

タンドスピロンは脳内の5-HT_{1A}受容体に選択的に結合する．タンドスピロンの結合部位は，情動の中枢とされる海馬や扁桃体など大脳辺縁系，そして5-HTニューロンを投射する縫線核に集中している[1]．これらの部位の活性亢進が不安の増大に関わることは，例えば縫線核の電気刺激により恐怖反応に類似した行動抑制が生じること，縫線核から辺縁系に至る経路の破壊により，抗コンフリクト効果が生じること，などからも支持される．5-HT受容体のサブタイプである5-HT_{1A}受容体は，5-HT系神経細胞の樹状突起に存在する自己受容体であり，これが作動性の刺激を受けると5-HT神経伝達は抑制される[2]．タンドスピロンは，大脳辺縁系に局在する5-HT_{1A}自己受容体に部分作動薬として作用することで，選択的に抗不安作用を発現するものと考えられる[1,2]．また抗うつ作用は，反復投与により自己受容体が脱感作し，ダウンレギュレーションが生じて正常な数まで減少し，これに対する自己受容体の感受性低下が生じて5-HTの放出抑制が解除されることによ

表1 セロトニン（1A）部分作動薬とベンゾジアゼピン系抗不安薬の比較

	セロトニン部分作動薬	ベンゾジアゼピン系
効果発現	遅い	速い
治療耐性	no	little
乱用	−	＋
離脱症状	−	＋＋
アルコールとの相互作用	＋	＋＋＋
鎮静	−	＋＋
健忘	−	＋＋
過量服薬時の危険性	−	＋

る．この点は，ベンゾジアゼピン系抗不安薬が，ベンゾジアゼピン/GABA複合受容体に作用し，GABA神経の活動を亢進させて，辺縁系のみならず大脳皮質や脳幹部にも作用するため，催眠や鎮静作用，筋弛緩作用など，幅広い薬理作用を発現させるという作用機構とは異なっている．このように，タンドスピロンなどセロトニン部分作動薬は，ベンゾジアゼピン系抗不安薬に比して，依存や耐性，離脱症状，過度の鎮静などを引き起こさず，副作用は軽微で安全性が高い．このため，高齢者にも使いやすいというメリットがある．一方，短所とすれば，①効果発現に2〜4週ほど要し，即効性に乏しく作用発現に時間がかかること，②半減期が短く1日に2〜3回の服用が必要であること，③ベンゾジアゼピン系抗不安薬による治療歴を有するものには効果が乏しいこと，などがあげられる．表1には天野らの報告[3]をもとに，両者の比較を示した．

　タンドスピロンの代謝には，CYP3A4およびCYP2D6が関与しており，薬物相互作用で注意すべきものは，ハロペリドールなどのブチロフェノン系薬剤（錐体外路症状が増強する可能性），カルシウム拮抗薬（降圧作用が増強する可能性），選択的セロトニン再取り込み阻害薬（SSRI）など，セロトニン再取り込み作用を有する抗うつ薬である．またベンゾジアゼピン系抗不安薬とは交差依存性がなく，それからの切り替えの場合，退薬症候が引き起こされ，不安症状の悪化が生じうるため，漸減しながら調整する必要がある．

臨床での適応，そして応用

1 精神科領域

　上述したが，タンドスピロンなどのセロトニン部分作動薬のターゲットとなる症状は，心身症に伴う身体徴候，不安・緊張・抑うつ・睡眠障害，神経症における不安や抑うつなどと幅広い．一方副作用としては，眠気やめまい，ふらつき，頭痛，悪心，食欲不振などが比較的高率に出現する．同じくアザピロン誘導体である buspirone は，欧米では不安障害，あるいは不安症状の短期的軽減などに用いられている．特に米国においては，全般性不安障害（generalized anxiety disorder: GAD）に対する適応を有しており，また British Association for Psychopharmacology の治療ガイドライン（2005）では，SSRI やセロトニン・ノルアドレナリン再取り込み阻害薬（SNRI），アルプルゾラム，ジアゼパムなどのベンゾジアゼピン系抗不安薬と並び，GAD の急性期治療における第一選択薬とされている[3, 4]．なかでも，①注意や認知，記憶などに障害がある場合，②アルコールや他の鎮静系薬物の影響がある場合，③攻撃性やイライラが顕著な場合，④アルコール依存などの既往があり乱用の可能性がある場合，⑤怠薬リスクがある場合などでは，ベンゾジアゼピン系抗不安薬は使いづらく，buspirone の選択がより好ましい[4]．一方，他の GAD の治療ガイドラインでは buspirone の推奨度は一貫しておらず，① SSRI や SNRI が十分に奏功しない場合，②過去にベンゾジアゼピン系抗不安薬の使用歴がないものへの短期的投与など，より限定的な使用が推奨されている[4]．一方，Cochrane レビューによれば，アザピロン系抗不安薬，ベンゾジアゼピン系抗不安薬，プラセボなどのいずれかを，GAD 患者に無作為に割り付けたところ，アザピロン系抗不安薬の有効性は，プラセボより高いものの，ベンゾジアゼピン系抗不安薬に比し，若干劣っていたとされている[5]．また他の精神障害の comorbidity を有する GAD 患者には，buspirone の使用は推奨されていない．しかし GAD ではうつ病や他の不安症などの comorbidity を高率に認めるため，これに従えば，buspirone を選択すべき GAD 患者はきわめて限定されてしまう．特にうつ病を併存するものを対象とした場合，抗うつ効果の弱さなどから，第一選択的治療とはなり

にくい[3]．この点は，うつ病治療において，第一選択薬である抗うつ薬の反応性が不十分な場合にのみ，切り替え，あるいは追加によるbuspironeの投与が推奨されていることと一致している．しかしながら最近のメタ・アナリシスによれば，buspironeあるいはタンドスピロンを，うつ病に対する増強療法として用いた時の反応性は，プラセボを付加した場合に比し有意な差はなく，胃腸症状やめまい，不眠，動悸，発汗などの副作用が，実薬群において有意に高率であったとされる[6]．

このようにセロトニン部分作動薬については，その抗不安作用や抗うつ作用の臨床的評価は十分とはいえない一方で，近年5-HT$_{1A}$受容体刺激を介した神経保護作用や，様々な精神障害に伴う認知機能障害への有効性が注目されている[7]．例えば，タンドスピロンやbuspironeを抗精神病薬の増強療法として用いれば，統合失調症患者における言語記憶や注意，遂行機能，言語流暢性などの認知的問題や全般的精神病理，あるいは陽性症状の改善が期待できるという[7〜9]．同様に，アルツハイマー病やパーキンソン病，認知症の短期記憶などの認知機能障害に奏功し，認知症でみられる妄想やイライラ，抑うつ，不安など周辺症状にも有用であるとされる．またADHDや摂食障害，アルコールなどの物質依存に対する効果も報告されている．

2 一般身体科領域

タンドスピロンは，従来の臨床試験において，心身症としての自律神経失調症や高血圧症，あるいは消化性潰瘍に対する高い有効性が示されている（表2）．

また機能性ディスペプシアは，主に食後のもたれ感や食後早期の膨満感，心窩部痛，心窩部灼熱感などを主とする消化器疾患である．これらは決して持続性ではないが，少なくとも6ヵ月前には出現し，この3ヵ月間に症状が存在することが診断上必要となる[10]．これらの出現には心理的要素が強く関与し，「心身症-診断・治療ガイドライン」では，この患者の抑うつや不安，あるいはストレスのレベルは健常者よりも高いとされ[11]，この発症リスクは，抑うつや状態不安の程度と正に相関するという[10]．機能性ディスペプシアでは，SSRIやSNRIの有効性が検証されている[10]．また，タンドスピロンを用いた二重盲検比較試験において，タンドスピロン投与群で

表2 二重盲検比較試験を含む臨床試験における最終全般改善度

疾患名	用量	有効率（中等度改善以上）
自律神経失調症	30 mg/日未満 30 mg/日以上，60 mg/日未満 60 mg/日	49.10% 62.00% 87.50%
本態性高血圧	30 mg/日未満 30 mg/日以上，60 mg/日未満	74.50% 75.80%
消化性潰瘍	30 mg/日未満 30 mg/日以上，60 mg/日未満 60 mg/日	100% 76.50% 80%

（大日本住友製薬 セデイールの添付文章より抜粋）

は，プラセボ群に比し，状態不安やQOLの有意な改善，そして心窩部痛や不快感の緩和が確認されている[12]．そのほか，頭痛や疼痛，更年期障害など，不安を伴い慢性的経過を辿る疾患に対し，タンドスピロンがしばしば用いられている．一方，欧米の報告によれば，神経遮断薬誘発性パーキンソン症候群および錐体外路症状の軽減，あるいは頭部外傷後の認知機能回復の促進などでの，buspironeの有効性が示されている．

おわりに

buspironeやタンドスピロンなどセロトニン（5-HT$_{1A}$）部分作動薬は，従来のベンゾジアゼピン系抗不安薬に比して，依存や耐性，離脱症状，過度の鎮静などを引き起こさず，副作用は軽微で安全性が高いというメリットがある．一方，短所とすれば，半減期が短く即効性に欠き，抗不安作用がさほど強くないなどの点があげられる．このように抗不安薬とすれば，臨床的有効性が十分評価され，頻用されているとは言い難い状況にあるが，これが持つ5-HT$_{1A}$受容体に対する作動作用は，広範な認知機能の改善を促しうることから，慢性統合失調症や認知症，頭部外傷後遺症などへの臨床応用が期待される．またこの薬物が有する薬理特性を考慮すれば，高齢者に対しても安全な使用が可能で，一般身体科において治療対象となる心理的要素の強い身体症状にも適用しやすく，その場合には，不安や苦痛の軽減，QOLなどの改善に加え，身体疾患自体に対しても，ある程度の治療効果が期待できるものと考えられる．

文献

1) 諸川由実代．抗不安薬の作用機序．In：松下正明，総編集．臨床精神医学講座 14 巻．精神科薬物療法．東京：中山書店；1999．p.216-25.
2) 渡邊衡一郎．抗不安薬．In：加藤忠史，編集．脳科学辞典（http://bsd.neuroinf.jp/）．2014.
3) 天野雄平，塩入俊樹．全般性不安障害（GAD）の生物学的基盤と薬物療法．臨床精神薬理．2009；12：1905-14.
4) 辻敬一郎，田島 治．全般性不安障害の最新薬物治療ガイドライン．臨床精神薬理．2011；14：1015-24.
5) Chessick CA, Allen MH, Thase M, et al. Azapirones for generalized anxiety disorder. Cochrane Database Syst Rev. 2006; (3): CD006115.
6) Kishi T, Meltzer HY, Matsuda Y, et al. Azapirone 5-HT_{1A} receptor partial agonist treatment for major depressive disorder; systematic review and meta-analysis. Psycho Med. 2013; 21: 1-15.
7) 住吉太幹．セロトニン受容体と認知機能障害の治療；5-HT_{1A} アゴニストの役割．Schizophrenia Frontier．2012；13：11-8.
8) Kishi T, Meltzer HY, Iwata N. Augmentation of antipsychotic drug action by azapirone 5-HT_{1A} receptor partial agonists; a meta-analysis. Int J Neuropsychopharmacol. 2013; 16: 1259-66.
9) Sumiyoshi T, Park S, Jayathilake K, et al. Effect of buspirone, a serotonin 1A partial agonist, on cognitive function in schizophrenia; a randomized, double-blind, placebo-controlled study. Schizopherenia Res. 2007; 95: 158-68.
10) 富永和作，池谷俊哉，荒川哲男．消化器疾患．In：下田和孝，編．脳とこころのプライマリケア 1．うつと不安．東京：シナジー；2010．p.317-25.
11) 福永幹彦，石野振一郎，中井吉英，他．Functional dyspepsia．In：小牧 元，久保千春，福土 審，編．心身症-診断・治療ガイドライン 第一版．東京：協和企画；2006．p.42-62.
12) Miwa H, Nagahara A, Tominaga K, et al. Efficacy of the 5-HT1A agonist tandospirone citrate in improving symptoms of patients with functional dyspepsia; a randomized controlled trial. Am J Gastroenterol. 2009; 104: 2779-87.

〈松永寿人〉

・第 2 章・　抗不安薬の種類と特徴

3 不安に用いるその他の薬剤（SSRIなど）

　病的不安の薬物療法に用いられる薬剤には複数のクラスにまたがる多種の薬剤がある．これらを適切に用いるには適切な診断が必須である．

　様々な精神障害を背景として強い不安の訴えが生じることは周知の事実であり，背景疾患の吟味が不十分なまま安易に薬物療法を開始すると，病状の改善に至らないばかりか薬剤が病状を修飾し，問題行動を誘発したり診断をより困難にするため，細心の注意が必要である．

　以上を念頭に入れ，各種薬剤の基本的薬理作用や主な使用領域である精神疾患を理解した上でこれらの薬剤を適切に使用することが望まれる．表1に2014年7月現在，わが国で使用できる，ベンゾジアゼピン，5-HT_{1A}受容体刺激薬以外の各薬剤の，外国も含む不安障害の適応症と代表的な治療ガイドラインにおいての推奨度を示し，各薬剤のクラスごとにその特徴と使用上の注意点をまとめた．これらは併存疾患のない症例への適応と推奨であることに十分留意していただきたい．

I 抗うつ薬

　古くより病的不安への有効性が確認されているクラスである．抗コリン作用，抗ヒスタミン作用が少ないSSRIは種々の不安障害に対し有効性が確認され，多くのガイドラインで不安障害の薬物療法において第一推奨薬とされる．

　抗うつ薬の基本作用は，種々のメカニズムによる細胞外モノアミン濃度上昇作用である．不安の発現には扁桃核，帯状回を中心とした辺縁系と前頭前野，島皮質にわたる神経回路網が重要視されている．扁桃核や前頭皮質は中脳から豊富なアミンの神経の投射を受けており，抗うつ薬はこのアミンの神経系の活動を変化させることで不安障害に治療効果をもたらすとされる．

2 抗不安薬の種類と特徴

表1 各種薬剤の適応症と世界生物学的精神医学会（WFSBP）ガイドラインにおける推奨度分類

			パニック障害	全般性不安障害	社交不安障害	強迫性障害	PTSD
抗うつ薬	TCA	イミプラミン	A2				B3
		クロミプラミン	A2			◎A2	
	SSRI	フルボキサミン	A1		●◯A1	●◎◯A1	
		パロキセチン	●◎◯A1	◎◯A1	●◎◯A1	●◎◯A1	●◎◯A1
		セルトラリン	●◎◯A1	A1	◎◯A1	◎◯A1	◎◯A1
		エスシタロプラム	◯A1	◎◯A1	◯A1	◯A1	
	SNRI	デュロキセチン		◎◯A1			
	NaSSA	ミルタザピン				B3	B3
抗てんかん薬		プレガバリン		◯A1			
		ガバペンチン			B3		
抗精神病薬		クエチアピン		A1			
		リスペリドン					B3
抗ヒスタミン薬		ヒドロキシジン	*	*A2	*	*	*

●：日本における適応症，◎：米国における適応症，◯：EU諸国など他の先進国での適応症（いずれも2014年7月現在）

WFSBPガイドラインにおける推奨度分類
1) エビデンスカテゴリー　A：比較試験による完全なエビデンスがある．B：比較試験による限られたポジティブなエビデンスがある．
2) 推奨度分類　1：カテゴリーAのエビデンスかつ優れたリスク便益比．2：カテゴリーAのエビデンスかつ中程度のリスク便益比．3：カテゴリーBのエビデンスがある．

*ヒドロキシジンは古典的神経症における不安への適応のみを有する．

(Bendelow B, et al. Int J Psychiatry Clin Pract. 2012; 16: 77-84[1]) および Ravindran LN, et al. J Clin Psychiatry. 2010; 71: 839-54[2]) および Stahl SM. ストール精神科治療薬処方ガイド第2版. 東京: メディカルサイエンスインターナショナル; 2011[3]) 他を参照の上作成)

　一般に効果発現には2～4週間を必要とする．病的不安を有する患者では服薬そのものが不安対象となることが珍しくないため，この遅効性に関する十分な説明・教育の上，漸増法で投与を開始することが望ましい．

　双極性障害の併存がある場合，このクラスの薬剤は臨床経過に対する悪影響が強く懸念されるため使用には細心の注意を必要とする．

　このクラスの薬剤一般にMAO阻害薬[*1]との併用，またはMAO阻害薬[*1]を投与中止後2週間以内の患者に対し投与禁忌である．SSRIでは特にドパミンアゴニストとの併用でセロトニン症候群が誘発されることがあり注意を

3. 不安に用いるその他の薬剤（SSRIなど）

要する．

*1: 現在本邦では，MAO阻害薬はパーキンソン病治療薬としてのみ使用されている（編集者注）

1 三環系抗うつ薬

イミプラミン（トフラニール®，イミドール®など）
- **適応症と用量**: 不安障害に正式な適応症を持たないが，パニック障害への有効性に十分な実証がある．
- **特徴**: 最初に開発された三環系抗うつ薬であり研究と臨床経験が豊富である．抗ヒスタミン作用，抗コリン作用などが強いことで重症の不安障害に対し即効的な鎮静作用をもたらし臨床上有効なことがある．
- **使用上の注意点**: 不安障害への使用は適応外使用となる．臨床上の推奨度は新規抗うつ薬に劣る．緑内障，心筋梗塞の回復初期，尿閉，QT延長症候群のある場合には禁忌である．

クロミプラミン（アナフラニール®）
- **適応症と用量**: 米国において強迫性障害に適応を持つ．またパニック障害への有効性に十分な実証がある．
- **特徴**: 三環系抗うつ薬のなかでその再取り込み阻害作用においてセロトニン選択性が比較的高い．遅効性の抗うつ薬のなかで点滴静注が唯一利用可能である．経口薬に比べて静注製剤の即効性の報告もあるが利用できる国が限られており実証に乏しい．
- **使用上の注意点**: 日本における不安障害への使用は適応外使用となる．臨床上の推奨度は新規抗うつ薬に劣る．禁忌症はイミプラミンに準ずる．

2 選択的セロトニン再取り込み阻害薬（SSRI）

フルボキサミン（デプロメール®，ルボックス®）
- **適応症と用量**: 日本，米国，EU諸国において強迫性障害に，日本と米国で社交不安障害に適応症を持つ．パニック障害に関しても有効性が確認されている．1日用量50〜150 mgで適宜増量が可能であるが，一般に100〜300 mgが有効用量とされる．
- **特徴**: SSRIのなかでは比較的低力価で用量の調整幅が大きく忍容性の問題で用量の微調整が必要な場合に適する．σ_1受容体作動薬としての特徴

を持ち神経保護作用への期待が持たれるほか，精神病性うつ病への有用性を示唆する報告がある．
- **使用上の注意点**：CYP1A2，CYP2C18 に強い阻害作用を持ち，薬物相互作用が問題となる．ピモジド，チザニジン塩酸塩，ラメルテオンを投与中の患者では禁忌である．

パロキセチン（パキシル®，パキシル CR®）
- **適応症と用量**：日本，米国，EU 諸国においてパニック障害，社交不安障害，強迫性障害，心的外傷後ストレス障害（PTSD）に適応を持つ．日本以外では全般性不安障害にも適応を持つ．疾患によって適応用量が異なるため注意が必要である．パニック障害：10〜30 mg（推奨有効用量 30 mg），社交不安障害：10〜40 mg（推奨有効用量 20 mg），強迫性障害：20〜50 mg（推奨有効用量 40 mg），PTSD：10〜40 mg（推奨有効用量 20 mg）．ただし徐放剤である CR 錠は日本において 2014 年 7 月現在うつ病・うつ状態にのみ適応症を持つ．
- **特徴**：多くの不安障害に有効性が確認され適応を持つ SSRI である．わずかながら抗コリン作用を有することが本剤の鎮静効果，即効性に関与するかもしれない．
- **使用上の注意点**：自身の代謝酵素である CYP2D6 に阻害作用を有するため投与量に対して指数関数的に血中濃度が増加する特徴を持つ．そのため高用量投与時に投与を急激に中断すると離脱症状（頭痛，吐き気，神経過敏など）が生じやすい．病状悪化と誤診されやすく注意を要する．CYP2D6 で代謝される薬剤は併用注意であり，ピモジドとの併用は禁忌である．

セルトラリン（ジェイゾロフト®）
- **適応症と用量**：日本で適応のある不安障害はパニック障害のみである（1 日用量 25〜100 mg）．米国と EU 諸国においてはパニック障害，社交不安障害，強迫性障害，PTSD にも適応を持つ．
- **特徴**：SSRI であるがわずかにドパミンの再取り込み阻害作用を有し，意欲低下を伴う抑うつ状態の併存がある場合は有益な場合がある．CYP の阻害作用を有するがフルボキサミン，パロキセチンに比べると弱く，併用療法において比較的安全である．初期用量 25 mg から開始して有効量に

達するには漸増が必要である．
- **使用上の注意点**：ピモジドとの併用は禁忌である．

エスシタロプラム（レクサプロ®）
- **適応症と用量**：米国で全般性不安障害に，EU 諸国ではパニック障害（1 日用量 5 〜 20 mg），社交不安障害，強迫性障害，全般性不安障害に適応を持つ（1 日用量 10 〜 20 mg）（日本での適応はうつ病・うつ状態のみである）．
- **特徴**：高力価でセロトニンの再取り込み阻害作用に特化した SSRI である．セロトニントランスポーターの機能をアロステリックに阻害することから serotonin transporter allosteric modulator として SSRI とは違うクラスを提唱するものもある．忍容性のある初期用量が十分な効果用量となりうるため，薬剤増量に心理的抵抗の強い患者においては助けとなるかもしれない．
- **使用上の注意点**：2014 年現在，日本における不安障害への使用は適応外使用となる．薬物相互作用が比較的少ないことで知られているが，ピモジドを投与中の患者は投与禁忌である．QT 延長作用が報告されており，心電図上 QT 延長を認める患者では投与禁忌であり注意を要する．

3 セロトニン・ノルアドレナリン再取り込み阻害薬（SNRI）

デュロキセチン（サインバルタ®）
- **適応症と用量**：米国と EU 諸国において全般性不安障害に適応を持つ（1 日用量 30 〜 60 mg）（日本での適応はうつ病・うつ状態と糖尿病性神経障害による疼痛のみである）．
- **特徴**：強力なセロトニン再取り込み作用と中程度のノルアドレナリン再取り込み作用を併せ持つ．抗疼痛作用に特徴があり，痛みやそれに関連した身体症状に対する不安が強い患者においては第一選択となりうる．
- **使用上の注意点**：2014 年現在，日本における不安障害への使用は適応外使用となる．高度の肝障害のある患者，高度の腎障害のある患者，コントロール不良の閉塞隅角緑内障の患者には禁忌である．ノルアドレナリンの再取り込み阻害作用は尿閉を悪化させる場合がしばしばあり，高齢の男性で特に注意を要する．

日本で使用できる抗うつ薬のクラスに属する薬剤のうち，トラゾドン，ミルナシプラン，ミルダゼピンは各不安障害に適応症を有さず，また，その有効性を示す報告も散見されるが，2014年現在，実証レベルとしてはまだ不十分である．

Ⅱ 抗けいれん薬

抗けいれん薬には神経の異常発火を抑制する作用があり主に発作性の病的不安を対象にその有効性が検証されてきたがカルバマゼピン，バルプロ酸ナトリウムなどの気分安定作用を持つ抗けいれん薬も明らかな有効性を示すに至っていない．確認されているのは2014年現在，プレガバリンの全般性不安障害に対する有効性のみである．本薬剤は圧倒的に神経障害性疼痛に対して使用されることが多く，この観点からはカルシウムチャネル修飾薬として分類される．しかしヨーロッパにおいては部分てんかんへの付加治療薬として適応を持ち，精神科臨床における理解しやすさの観点から抗けいれん薬として分類した．

プレガバリン（リリカ®）
- **適応症と用量**：EU諸国において全般性不安障害に適応を持つ（1日用量150〜600 mg）（日本での適応症は神経障害性疼痛，線維筋痛症に伴う疼痛のみ）．
- **特徴**：電位依存性カルシウムチャネルのα2-δサブユニットに作用することで細胞内へのカルシウム流入を阻害し，種々の神経伝達物質の放出を抑制する．不安，恐怖に関連する神経伝達を抑制すると考えられるが，作用点など不安障害への治療効果の本体は不明である．有効例では抗うつ薬クラスに分類される薬剤に比べより即効性が期待できる．
- **使用上の注意点**：2014年現在，日本における不安障害への使用は適応外使用となる．用量に依存して眠気，ふらつきが出現しやすい．この点を除いて禁忌対象も少なく比較的安全に使用できる薬剤である．腎排泄であり腎障害のある患者では用量設定に注意を要する．

電位依存性カルシウムチャネルのα2-δサブユニットに対して同じ作用を

有するガバペンチンも重症のパニック障害，社交不安障害に対する一定の有効性が検証されているが，プレガバリンほどの有効性は確認されていない．これはガバペンチンの生物学的利用能の低さが影響していると考えられる．

III 抗精神病薬

多くの抗精神病薬の不安障害への有効性が検証されているが，多くは抗うつ薬への併用・強化療法薬としての使用を検証している．いくつかの限定された研究が重症のパニック障害や強迫性障害に対して各種非定型抗精神病薬の有効性を示しており，定型抗精神病薬であるハロペリドールは強迫性障害における強化療法で有効とされている．

抗精神病薬の基本作用はドパミン D_2 受容体の遮断作用にあるが，非定型抗精神病薬の場合は一般に複数の伝達物質の受容体に遮断作用を有する．病的不安への治療効果がどのようなメカニズムでもたらされるか，抗精神病薬として共通する作用機序を見いだすことすら困難であるかもしれない．そのなかで単剤療法において比較的豊富な実証を持つのはクエチアピンである．

クエチアピン（セロクエル®）

- **適応症と用量**：不安障害に正式な適応症を持たないが，全般性不安障害への有効性に十分な実証がある（1日用量 150〜600 mg）（日本での適応症は統合失調症のみ）．
- **特徴**：ドパミン D_2 受容体の遮断作用は薬剤に比べて弱い．相対的に抗ヒスタミン作用，抗 α_1 作用が強く抗不安作用に関与すると考えられる．米国においては単剤で双極性障害の抑うつ状態，強化療法薬としてうつ病への適応を有し，双極性障害の併存のため抗うつ薬が使用しにくい患者では有用な選択肢となりうるかもしれない．
- **使用上の注意点**：2014年現在，不安障害への使用は適応外使用となる．眠気，ふらつき，口渇の他，アカシジアの出現に注意を要する．糖尿病の患者，糖尿病の既往歴のある患者に対しては禁忌である．臨床試験に用いられているのは徐放剤であり日本で入手できる速放剤とは薬効に若干の違いがある可能性に留意する必要がある．

リスペリドンが PTSD の過覚醒症状を中心とした症状に単剤で有効であるとの報告が複数存在するが，実証レベルとしては不十分である．アリピプラゾール単剤の強迫性障害への治療効果の報告も複数あり，今後の検証に期待が持たれる．

IV 抗ヒスタミン薬

古くより医療現場における病的不安への薬物療法としてプライマリケアや麻酔前投薬などに汎用されている薬剤である．特にヒドロキシジンがよく用いられるが，これはヒスタミン H_1 受容体を不活化するインバースアゴニストであり強い鎮静作用が特徴である．各国で不安に対し適応を持つが，全般性不安障害以外の現在の診断体系における不安障害への有効性は厳密に検証されていない．

ヒドロキシジン（アタラックス®，アタラックス P®）
- **適応症と用量**：日本，米国，ヨーロッパ諸国において神経症による不安・緊張・抑うつに適応を持つ．
- **特徴**：有効性の本体はヒスタミン伝達の抑制による鎮静効果であると考えられる．即効性に優れる反面，病的不安に対する使用は限定的ととらえるべきであろう．
- **使用上の注意点**：高用量では眠気，ふらつきが生じやすく，高齢者や身体的リスクのある患者ではせん妄にも注意を要する．不安障害に対する長期効果は確かめられていない．ポルフィリン症の患者，妊婦または妊娠している可能性のある婦人には禁忌である．

おわりに

不安障害の治療に用いられる薬剤から，抗うつ薬を中心に種々のクラスの薬剤の有効性について実証レベルを参照しながらまとめた．特に新規抗うつ薬の高い効果が示されているが，臨床での有効性を十分発揮するためには，適切な診断と十分な心理教育および心理的サポートが必須であることを再度強調したい．また，上述の有効，有用性の評価はあくまでの単剤療法を選択した場合のものである．例えば SSRI に無反応または部分反応の患者に非定

型抗精神病薬を強化療法薬として用いた場合などの実証はまた異なってくるが，対象となる不安障害の種類と薬剤の組み合わせはきわめて複雑，多岐に渡り，得られている結果も現在のところ一貫しない．個々のケースにおけるリスク便益比を吟味した上での適切な使用が望まれる．

文 献

1) Bandelow B, Sher L, Bunevicius R, et al. Guidelines for the pharmacological treatment of anxiety disorders, obsessive-compulsive disorder and posttraumatic stress disorder in primary care. Int J Psychiatry Clin Pract. 2012; 16: 77-84.
2) Ravindran LN, Stein MB. The pharmacologic treatment of anxiety disorders: a review of progress. J Clin Psychiatry. 2010; 71: 839-54.
3) 仙波純一，訳．Stahl SM．ストール精神科治療薬処方ガイド 第2版．東京：メディカルサイエンスインターナショナル；2011．

〈富田　克〉

• 第 2 章 •　抗不安薬の種類と特徴

4 抗不安薬のこれから

　"不安（anxiety）"とは「身体的な不快と関連した苦悩の感情」などと表現される普遍的な体験であり，だれもが感じる正常反応である．しかし，それが過剰になると生活上の大きな障害となり，介入が必要な状態となる．臨床において不安症状は様々な場面で認められ，不安障害，うつ病，統合失調症など背景に様々な疾患がある．不安に対して薬物治療を行う際は，背景因子を正確に把握するとともに病態にあった薬物選択を心がける必要がある．1960 年代に γ-アミノ酪酸（GABA）を介したベンゾジアゼピン（BZ）系薬剤が多数開発された．効果発現が比較的早い BZ 系薬剤は，長年の使用実績から本邦でも多く使用されてきた．1980 年代を迎えると徐々に依存性や耐性の問題が指摘され，さらに 1990 年代には記憶障害への影響も指摘され始めた．また，1990 年代に登場した選択的セロトニン再取り込み阻害薬（selective serotonin reuptake inhibitor: SSRI）が抗うつ効果だけでなく，不安障害にも有効なことが証明され，欧米での BZ 系薬剤の処方量は低下した．しかし，本邦では BZ 系薬剤の処方量は低下せず，世界的にみても BZ 系薬剤の処方量が多い国の 1 つである．

　本邦でもようやく薬物療法の適正化，および不適切な多剤併用処方を是正する動きが始まり，2014 年度の診療報酬改定において抗不安薬 3 種類，睡眠薬 3 種類，抗うつ薬 4 種類，抗精神病薬 4 種類以上の処方は経過措置期間を設けた上で，処方箋料などにおいての減算対象となった．以上を踏まえ，現時点において抗不安薬を適切に使用する必要があり，例えば抗不安薬が最も使用される不安障害の治療においても SSRI の選択が重要視されている．また，適応外使用であるが，一部の非定型抗精神病薬や気分安定薬の抗不安効果も不安障害の治療薬として着目されており薬物療法も多様化している．新たな創薬，抗不安薬の開発として，BZ 系薬剤，セロトニン系薬剤のように臨床的にすでに抗不安効果が認められている薬剤をより改良していく

ことと，もう一方で，新たな抗不安物質を見いだし抗不安薬として開発していくことが望まれる．本節では抗不安薬のあり方をSSRI選択の重要性を含めて紹介し，さらに抗不安薬の開発の方向性と今後の候補薬剤について概説する．

I SSRI選択の重要性

不安は精神障害がなくても生じる状態であるが，不安の存在によって日常生活に支障をきたすようになると治療の対象となる．不安症状は特に，全般性不安障害，社交不安障害，パニック障害，強迫性障害，心的外傷後ストレス障害などの疾患で強く認められ，それらの不安症状の改善にSSRIが効果的であることが知られている．また，薬物療法がもたらす不安の改善のみならず，その後の再発予防，不安のマネジメントをどのように行っていくかということも重要であり，認知行動療法（cognitive-behavioral therapy：CBT）などによる不安のマネジメントスキルの獲得も重要である．

近年SSRIが上記のどの不安障害に対しても第一選択とされている．パニック障害においてCBT治療とSSRI治療それぞれ単独と併用療法を比較した研究では，CBTとSSRIの併用療法はそれぞれの単独療法よりも治療効果の高いことが確認された[1]．BZ系薬剤の長期使用，多剤併用などが問題視されている本邦においては，SSRIによる単独治療で効果不十分な際にBZ系薬剤の併用や切り替えを検討する前段階として，CBTを併用することで治療効果を高めるような取組みも重要と考えられる．

II 新規抗不安薬の候補物質

BZ系薬剤，セロトニン系薬剤のように，臨床的にすでに抗不安効果が認められている薬剤をより改良していくという開発の方向性と，不安を誘発あるいは増強する物質の拮抗薬から，抗不安物質を見いだし，抗不安薬として開発していく方向性がうかがえる．以下に各候補物質について個別に述べる．これらについて，優れた総説が出ているので参照してほしい[3,4]．

1 GABA 受容体作動薬

　GABA 受容体はイオンチャネル型の $GABA_A$，代謝調節型の $GABA_B$，網膜局在性イオンチャネル型の $GABA_C$ がある．不安障害と関連し，既存の BZ 系薬剤の作用部位と考えられている $GABA_A$ 受容体は，現在でも抗不安薬開発における重要な研究対象である．$GABA_A$ 受容体にはそれぞれ多種のサブユニットが存在するが，既存の BZ 系薬剤は α_1，α_2，α_3，α_5 のサブユニットにアゴニストとして作用し，高い親和性を持つと考えられている．α_1 サブユニットは睡眠鎮静作用と抗けいれん作用，α_2 サブユニットは抗不安作用と筋弛緩作用，α_3 と α_5 は筋弛緩作用などもたらす．そのそれぞれに着目した化合物を生成（＝受容体作動薬の生成）することで不安や筋弛緩，鎮静作用などを，より低用量で効果発現させる薬剤の開発が期待されている．

2 セロトニン（5-HT）受容体関連物質

　SSRI が不安障害に有効であること，$5-HT_{1A}$ 受容体アゴニストの buspirone とタンドスピロンが抗不安効果を示すことから，5-HT と不安の強い関連性が示唆され，5-HT 受容体サブタイプをターゲットとした開発が進められている．例えば，ノルアドレナリン（NA）作動性・特異的 5-HT 作動性抗うつ薬（noradorenergic and specific serotonergic antidepressant；NaSSA）であるミルタザピンは，$5-HT_{2A}$，$5-HT_{2C}$，$5-HT_3$ 受容体に対してアンタゴニスト作用を有しており，臨床的にも抗うつ作用のみならず抗不安，催眠などの作用をもたらすことが知られている．また，$5HT_{2C}$ 受容体のアゴニスト mCPP（meta-chlorophenoylpiperazine）は健常者および患者の両方に不安，パニック，強迫症状を誘発するので，そのアンタゴニストは抗不安作用を示すことが期待される．$5-HT_{2C}$ 受容体アンタゴニストは全般性不安障害（GAD）を対象とした臨床試験においても抗不安効果を示したことから，将来の抗不安薬として期待される．

3 神経ペプチド関連物質

コレシストキニン（cholecystokinin: CCK）拮抗薬

　CCKは消化管ペプチドホルモンの一種である．CCK受容体は主に消化管に存在するCCK-A受容体と主に神経系に存在するCCK-B受容体の2種類が存在する．CCKは中枢神経系においてCCK-B受容体と結合しドパミンや5-HT，GABA，内因性オピオイド，興奮性アミノ酸などの神経伝達物質の調整に関与している．CCKには不安惹起作用があることが知られており，CCK-B受容体アンタゴニストは不安障害の治療薬としての効果が期待されている．

コルチコトロピン放出因子（corticotoropin-releasing factor: CRF）拮抗薬

　不安やストレスが視床下部-下垂体-副腎皮質系（HPA系）と密接な関連性を持っており，CRFがHPA系の調節に重要な役割を持っていることはよく知られている．ストレス負荷によって血中のCRFが増加することや，動物実験においてCRF投与により不安行動やうつ様症状が増悪することからCRFは不安惹起作用を持つと考えられている[2]．CRF受容体は新皮質，海馬，小脳に多いCRF1受容体と皮質下領域に多く分布するCRF2受容体が知られている．CRF1受容体拮抗薬は抗不安薬の候補として検討されている．

タキキニン（tachykinin）

　タキキニンは約10個のアミノ酸からなるペプチドで，サブスタンスP（substanse P），ニューロキニン（neurokinin: NK）A，ニューロキニンBなどがある．ニューロキニン受容体はNK_1〜NK_3の受容体に分類されている．NK-Aは不安惹起作用，NK-Bは抗不安作用を示し，サブスタンスPは投与される量や部位によって抗不安作用や不安惹起作用を示す．NK_1受容体拮抗薬は過去の研究から抗不安作用が示されており，また，NK_2受容体拮抗薬も新規の抗うつ薬，不安障害治療薬として期待されている[3]．

グルタミン酸受容体関連物質

　グルタミン酸受容体のN-methyl-d-aspertate（NMDA）受容体は機能亢進状態においては，てんかん発作を生じ，機能低下状態においては学習記憶障害，鎮静催眠，精神病症状などを生じる．NMDA受容体機能を調整する薬剤は統合失調症治療薬，認知症治療薬，てんかん治療薬など様々な視点から

検討開発されている．NMDA 受容体への作用をもたらす薬剤は，動物モデルにおいて抗不安効果を示すので，NMDA 受容体を適切にコントロールできる薬剤の開発とそれらがもたらす抗不安作用の可能性が考えられている．

おわりに

　既存の薬剤を適切に使用し，十分な薬理効果を発揮するために SSRI が重要視されていることと，今日における新たな抗不安薬の開発の方向性・今後の候補物質について紹介した．

　現時点での抗不安薬は，GABA 受容体や 5-HT 受容体に作用する薬剤が主流である．また，近年ではそれら以外の概念に基づく新たな抗不安薬の候補物質による研究や開発も模索されている．今後もさらなる基礎と臨床の両側面からの研究により，様々な作用機序の抗不安薬の登場が期待される．

文献

1) Bandelow B, Zohar J, Hollander E, et al. World Federation of Societies of Biological Psychiatry (WFSBP) guidelines for the pharmacological treatment of anxiety, obsessive-compulsive and post-traumatic stress disorders-first revision. World J Biol Psychiatry, 2008; 9: 248-312.
2) 辻敬一郎，田島　治．これから期待される不安障害治療薬．臨床精神薬理．2009; 12: 1939-47.
3) 稲田　健．これからの抗不安薬．臨床精神薬理．2006; 9: 2439-47.

〈河野美帆，稲田　健，石郷岡純〉

・第3章・ 治療における抗不安薬の意義と使い方

1 パニック症などの不安症群

　本節では，様々な不安症群の典型的な症例とそれらの診断に際してポイントとなる臨床症状の特徴を示してから，治療における抗不安薬の意義と使い方について具体的に述べる．だがその前に，不安症群に関する理解を深めるために，その概念やサブタイプ（下位分類）について，2013年に改訂された米国精神医学会の公式診断基準であるDSM-5に準拠して説明する．

I 不安症群とパニック症，そして抗不安薬

　不安症群（anxiety disorders）とは，不安障害とも言われていたもので，「過度の恐怖と不安，そしてそれらに関連した行動上の障害を特徴として共有する疾患」が含まれている[1]．具体的には，分離不安症（separation anxiety disorder），選択性緘黙（selective mutism），限局性恐怖症（specific phobia），社交不安症（social anxiety disorder），パニック症（panic disorder），広場恐怖症（agoraphobia），全般性不安症（generalized anxiety disorder）などである[1]．ちなみに，DSM-5の日本語翻訳版から，"disorder"を「障害」ではなく「症」と訳しており，例えば，以前「パニック障害」と言われていたものは，「パニック症」と呼ばれることになった[1]．

　本節では，これらの不安症群のサブタイプのなかから，臨床的に頻度の高い，パニック症，広場恐怖症，社交不安症，全般性不安症，限局性恐怖症について，治療における抗不安薬の使い方について述べる．

　また，第2章「抗不安薬の種類と特徴」において，抗不安薬の種類には，ベンゾジアゼピン（benzodiazepine: BZ）系とセロトニン部分作動薬（5-HT_{1A}アゴニスト）に加えて，選択的セロトニン再取り込み阻害薬（selective serotonin reuptake inhibitor: SSRI）などの抗うつ薬も含まれている．したがって本節でも，この3種類を中心にこれらを用いた治療について解説す

る．しかしながら紙面の都合もあり，これらの薬物の利点や欠点などの特徴や適応，副作用，禁忌，使用上の注意などの詳細については，第2章を参照されたい．

II 不安症群の治療における抗不安薬の意義

　国際的に効果が証明されている不安症群の治療には，大別して薬物療法と認知行動療法（cognitive behavioral therapy：CBT）の2つがある[2]．そしてこれらを別々に用いるよりも，双方を併用した方が効果や予後の面で優れているという見解も出されている[2]．

　しかしながら，わが国では専門家（精神科医）でもCBTを積極的に取り入れるだけの治療環境が整っておらず，前者，つまり薬物療法が主な治療法となっているのが現状である．具体的には，抗不安薬を適切に使用することによって，過度の恐怖と不安，そしてそれらに関連した行動上の障害が軽減あるいは消失する．したがって，不安症群の治療における抗不安薬の意義は大変大きいが，適切な使用が必要であることは言うまでもない．

III 不安症群の治療における抗不安薬の使い方

　ここでは，5つの主な不安症群のサブタイプに対して典型例を示し，診断に際して参考となる臨床症状の特徴を解説し，抗不安薬の具体的な使い方を提示する．強調したいことは，症状の類似した不安症群の適切な治療には，まず的確な診断が重要となることである．肝に銘じていただきたい．

1 パニック症[3]

症例　32歳の主婦．"発作が止まらない"ことを心配して来院した．これまで特に大病はなく健康に過ごしてきた．半年前，自宅で突然，動悸，呼吸困難，発汗が出現し，手足がしびれ出したため，"このままでは死ぬのではないか"，"この状態をコントロールできない"と思い，救急車を呼び，近くの総合病院救急外来を受診．しかしその発作は救急車で搬送中に治まり，救急外来受診時の心電図や血液検査では異常がな

かった．医師からは「ちょっと過呼吸気味ですが，問題ないでしょう」と言われ，点滴後帰宅した．

その2日後，夜睡眠中に同様の発作が出現．再度救急外来を受診するも異常はなく，医師の対応も冷たかった．翌朝，"やはり病気に違いない"，"またあの発作が起こったらどうしよう"と不安になり，今度は大学病院の内科を受診．心エコーなどの精密検査を受けるがやはり異常は認められなかった．

しかし，逆に発作に対する不安は大きくなる一方で，"外で発作が起きたら大変だ"という思いから好きであった家族ドライブや趣味の陶芸教室もやらなくなった．買い物は近くのスーパーでもご主人と出かけるようになり，外出機会も少なく，最近は気分も落ち込み，食欲もなく，夜中によく目が覚めるという．

臨床症状の特徴[1,3]

フロイトの「不安神経症」(p.66，コラム：フロイトの「不安神経症」，参照)の一部にあたる疾患で，反復する予期しないパニック発作（p.67，コラム：パニック発作，参照）が存在し，さらに少なくとも1回の発作の後（合計2回以上の予期しないパニック発作がある）1ヵ月以上，①"もっと発作が起こるのではないか"あるいは発作の結果についての心配，例えば，"コントロールを失うのではないか"，"心臓発作を起こすのではないか"，"気が狂うのではないか"などの予期不安が存在するか，または，②パニック発作を避けようと運動や慣れていない状況を避けるなどに代表される発作に関連した著しく不適応な行動上の変化が生じているか，この①と②のどちらか，あるいは両方が認められることが必要である．

もちろん，身体疾患（甲状腺機能亢進症や心肺疾患など）や「物質使用障害（乱用薬物や投薬）」を鑑別した後，本症と確定診断することはいうまでもない．

抗不安薬の使い方[4]

有効性が示されてきた薬物としては，SSRIだけでなく，三環系抗うつ薬(tricyclic antidepressant：TCA)，セロトニン・ノルアドレナリン再取り込み阻害薬（serotonin and norepinephrine reuptake inhibitor：SNRI），BZ系，モノアミン酸化酵素阻害薬（monoamine oxidase inhibitor：MAOI），可逆的

Column　フロイトの「不安神経症[2]」

　1769年，スコットランドの医師カレン（William Cullen，1710〜1790）によって，「神経症」という病名はつくられた．しかしそのなかには，昏睡症（comata），無機能力症（adynamia），けいれん症（spasmi），妄覚症（vesaniae）などが含まれ，当時の神経症は"脳神経系が関与する疾患群の総称"であった．

　時は過ぎ1894年，フロイトは米国の神経科医ベアード（George Miller Beard，1839〜1883）が初めて用いた神経衰弱（neurasthenia，1869）という概念から，特に不安に基づく症候群を分離して不安神経症（anxiety neurosis, 独：Angstneurose）と命名した．ちなみに，神経衰弱とは，"神経が過度の修復活動に関与し，その結果として神経機能が消耗されるために様々な症状が生じている状態"を指すが，この概念は当時一世を風靡し，1880年に刊行された彼の著書『A Practical Treatise in Nervous Exhaustion（Neurasthenia）: It's Symptoms, Nature, Sequence, Treatment』は，ベストセラーであった．そしてフロイトは，神経症を大きく現実神経症と精神神経症の2つに分け，前者には不安神経症，神経衰弱，心気神経症が，後者にはヒステリー，強迫神経症，自己愛神経症が含まれるとした（下表，参照）．

神経症の大分類	機序	精神分析の治療対象	亜型分類	DSM-5
現実神経症 Aktualneurose	性的興奮が性生活において放出されず，うっ積したため生じる	×（治療者の解釈によって解明される無意識の意味は，存在しない）	不安神経症	パニック症
				GAD
			神経衰弱	身体症状症
			心気神経症	病気不安症
精神神経症 Psychoneurose	心的なもの，すなわち無意識的葛藤によって，症状が形成される	○（精神分析によってその葛藤が解消されると，症状は改善する）	ヒステリー	変換症
				解離性健忘，DID
			強迫神経症	OCD
			恐怖症	限局性恐怖症，SAD
			自己愛神経症	気分障害，統合失調症

1. パニック症などの不安症群

Column パニック発作[1]

激しい恐怖または強烈な不快感の突然の高まりが数分以内にピークに到達し，その時間内に，以下の症状のうち4つ（またはそれ以上）が起こる．

1. 動悸，心悸亢進，または心拍数の増加
2. 発汗
3. 身ぶるいまたはふるえ
4. 息切れ感または息苦しさ
5. 窒息感
6. 胸痛または胸部の不快感
7. 嘔気または腹部の不快感
8. めまい感，ふらつく感じ，頭が軽くなる感じ，または気が遠くなる感じ
9. 悪寒または熱感
10. 異常感覚（感覚麻痺またはうずき感）
11. 現実感喪失（現実でない感じ）または離人感（自分自身から離脱している）
12. 抑制力を失うまたは"どうかなってしまう"ことに対する恐怖
13. 死ぬことに対する恐怖

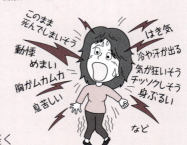

注：突然の高まりは穏やかな状態または不安な状態から起こりうる．

A型モノアミン酸化酵素阻害薬（reversible inhibitor of monoamine oxidase type A：RIMA），などがあげられるが，わが国では後2者は使用できないことやエビデンス，副作用などから（第2章参照），第一選択薬はSSRIである．

SSRIは予期不安を軽減し，パニック発作の強度と頻度を減少させ，随伴する抑うつを治療する．治療反応を得るには少なくとも4週間かかり，一部の患者では8〜12週を要することもある．

SSRI開始・漸増による主な副作用としては，頭痛，落ち着きのなさ，嘔気や他の消化器症状，不眠，性機能障害，不安の増大，眠気，振戦といったものがあげられる．これらの出現に注意して，投与量を調整する必要がある．投与量については，うつ病での使用量とほぼ同等，あるいは若干少ない量でも効果がある場合がある．また，突然の中断により生じる中止後発現症候群（嘔吐，頭痛，イライラ，インフルエンザ様症状，知覚異常，失調，発汗など）については，十分注意が必要である．

各種 SSRI のうち，本邦でパニック症に対する保険適用が承認されているのは，セルトラリン（ジェイゾロフト®）とパロキセチン（パキシル®）である．以下に具体的な処方例について示す．

①**セルトラリン**：開始用量 25 mg 1 錠 1 回眠前（または夕食後），1 週間に 25 mg ずつ増量．50〜100 mg で有効とされるが，100 mg まで増量可能．

②**パロキセチン**：開始用量 10 mg 1 錠 1 回眠前（または夕食後），1 週間に 10 mg ずつ増量．20〜40 mg で有効とされる．

BZ 系は耐性や依存が生じることがあるので，なるべく控えたいが，SSRI の効果が出現するまでの短期間（投与初期の約 1 ヵ月間），用いることは臨床的に有用である．

パニック症に対する有効性が報告されている BZ 系には，アルプラゾラム（ソラナックス®，コンスタン®），ジアゼパム（セルシン®），クロナゼパム（リボトリール®）およびロラゼパム（ワイパックス®）など，高力価なものが多い．なお，BZ 系の適応には，「神経症における不安・緊張・焦燥」あるいは単に「不安・緊張・焦燥・睡眠障害」などであり，不安症群のすべてのサブタイプで使用可能である．

BZ 系の副作用としては，初期に，眠気やふらつき，倦怠感といった症状を認めることがある．また，短期記憶障害の報告もあり，アルコールと同時に使用した時に問題となるため注意が必要である．また，中断に伴う離脱症状や反跳現象は，長期使用者で注意が必要であるが，治療の 6〜8 週目でも離脱症状が生じ得ることは留意しておきたい．減量の際には，2〜4 ヵ月かけて，1 週間に投与量の 10％ を超えない量を減らしていくことが推奨さ

れる．以下に具体的な処方例を示すが，原則的には頓服処方とする．

> ① **アルプラゾラム**：0.4 mg 1錠 パニック発作時・不安時屯用（1日3回程度まで）
> ② **ロラゼパム**：0.5 mg 1錠 パニック発作時・不安時屯用（1日3回程度まで）

2 広場恐怖症[3]

症例 21歳の秘書．"長距離の移動が怖くてできない"ことを主訴に来院した．

短大卒業後，総合商社の秘書課勤務．元来，神経質．3歳で父親を交通事故で亡くし，以後母親と二人暮らし．

高校2年生の沖縄への修学旅行の時，初めての飛行機で緊張したせいか，ふいに強い尿意を催した．しかしその日は乱気流で長い間機内のトイレが使えなかった．そのためずっと我慢し，冷汗，動悸が出現，着陸後すぐに空港内のトイレに駆け込んだ．それ以来，長時間乗り物に乗る前には水分を取らない，直前にトイレに行く，尿もれパットを使うなどの対策をしてきた．また同じ理由で，列に並ぶことや人ごみも苦手で，極力避けている．

ところが，本年度より社長秘書に抜擢された．そして社長と随行し各地を視察するため，公用車や飛行機での長距離移動が必須となった．4月下旬，車で数時間かかる遠方の取引先の工場の視察の際，行きは良かったが帰りに渋滞につかまり，緊張のあまり尿意を我慢しすぎ，失神寸前でトイレに行くも間に合わず，尿もれパットの助けを借りた．それ以来今日に至るまでの半年以上にわたり，いつも乗れていた通勤電車も怖くて乗れず，会社に行けない状態である．なお母親の話では，父親も"人前で尿を漏らすのではないか"という恐怖を持っていたという．

臨床症状の特徴[1,3]

本症は，以前はパニック症の随伴症状との位置づけであったが，DSM-5で新たに独立した疾患単位として認められた．

その特徴は，自分を制御できなくなるような症状（尿意や便意など）やパ

ニック様症状が起きた時に，逃げることが困難もしくは助けが得られないかもしれない様々な状況について，不合理かつ顕著な恐怖もしくは不安を抱くことである．病名 agoraphobia は古代ギリシャの"Agora"に由来し，もともとは"公共の広場"を指すが，今日の広場恐怖症における"広場"とは駐車場やスーパーマーケット，橋などの単なる開放空間（open space）のみでなく，駅や商店，映画館，劇場，雑踏などの人々の集う場所から自動車，バス，電車，飛行機，船の中など，閉じ込められ逃げ出すことが困難な状況，あるいは列に並ぶなどの行為状況まで，広い範囲を包括している．この恐怖の起こる状況としては，直ちに逃げ出すことができない，あるいはすぐに助けを求めることができないということが重要とされ，もし広場恐怖症の対象となる状況に暴露されると，一貫して恐怖もしくは不安が誘発される．そのため患者は恐怖を回避し，時に外出も困難となり，社会的機能は著しく障害される．

抗不安薬の使い方[4]

パニック症に準ずるが，新しい疾患単位であるので，SSRI の適応症としてわが国では承認されていないので注意が必要である．

3 社交不安症[3]

症例

25 歳，男性．"人前でしゃべれない"ことを主訴に来院．

元来，引っ込み思案，内気な性格で，特に授業中などに皆の前でしゃべる時には非常に緊張し，声が裏返ってしまい，恥をかいたこともあったという．しかしながらそのほかには特に問題なく，高校を卒業し，一浪して東京の大学に進学した．2 年生までは順調であったが，専門科目のゼミが始まり，スピーチをしなければならなくなった．それからはゼミで自分の番が回ってくると緊張し，うまく話せず，成績も落ちてしまった．それでも 1 年遅れで何とか卒業し，製薬会社に就職した．

会社の研修で自己紹介のスピーチや研修内容の発表会があり，まったく知らない大勢の人々の前でしゃべらなければならなくなった．しかし，自己紹介のスピーチで緊張のあまり全くしゃべれなくなり，その場を逃げ出してしまった．その後の発表会も欠席し，失意のもとに帰郷．将来を悲観し，外出もできず，眠れない日々が続いている．

臨床症状の特徴[1,3]

　社会・行為状況（例：人前で話をする，他人と会話する，人に意見を述べる，人前での食事，人前で字を書く，パーティー，デート，目上の人と話す）に対する顕著で持続的な恐怖・不安があるために，その状況を避け，あるいは強い苦痛を感じながらも，無理に耐えている．もし，これらの状況へ暴露すると，ほとんど必ず不安や恐怖が惹起される．生じる不安反応には，動悸，ふるえ，発汗，腹部不快感，下痢，嘔気，めまい，筋緊張，紅潮（赤面），混乱，窒息感などがあるが，時にはパニック発作（p.67，コラム：パニック発作参照）が起きることもある．患者は，上記の他人の注視を浴びるかもしれない状況において，自分が恥をかかされたり，恥ずかしい思いをしたり，あるいは不安症状を呈することに対して，顕著で持続的な恐怖・不安を持ち，「もしあの状況が起きたら，どうしよう」という著しい予期不安がある．そして，これらの恐怖・回避・予期不安のため社会機能・対人関係が著しく障害される．決して単なる「内気」ではない．症状の持続期間は概して6ヵ月以上である．

　なおDSM-5では，本症例のように行為状況のみに恐怖・不安を感じている場合，"パフォーマンス限局型（performance only）"と特定する．

抗不安薬の使い方[4]

　有効性が示されてきた薬物としては，SSRI，SNRI，BZ系，MAOI，RIMAなどがあげられるが，わが国での第一選択薬は，やはりSSRIである．BZ系は，SSRIの効果が出現するまでの短期間（投与初期の約1ヵ月間），用いることが原則である．本邦で社交不安症に対する保険適用が承認されているのは，フルボキサミン（デプロメール®，ルボックス®）とパロキセチン（パキシル®）である．以下に具体的な処方例について示す．

> ①**フルボキサミン**：開始用量25 mg 1錠1回眠前（または夕食後），1週間後には25mg 2錠2回朝・夕食後の分割投与．その後25mgずつ増量．50〜150mgで有効とされる．
>
> ②**パロキセチン**：開始用量10 mg 1錠1回眠前（または夕食後），1週間に10 mgずつ増量．20〜40 mgで有効とされる．

　前述したように，BZ系は耐性や依存が生じることがあるので，なるべ

く控えたいが，SSRI の効果が出現するまでの短期間（投与初期の約 1 ヵ月間），用いることは臨床的に有用である．以下に具体的な処方例を示すが，広範囲の社会および行為状況に恐怖・不安を感じている，つまり"パフォーマンス限局型"ではない場合には，BZ 系を定期的に処方する場合が多い．

①ジアゼパム（セルシン®）：2 mg 2～3 錠 2～3 回食後，10 mg 程度までは注意深く増量可能．
②ロラゼパム（ワイパックス®）：1 mg 1～3 錠 2～3 回食後，3 mg までは注意深く増量可能．
③ロフラゼプ酸エチル（メイラックス®）：1 mg 1～2 錠 1～2 回食後，2 mg までは注意深く増量可能．

また，"スピーチ恐怖"と呼ばれるような，ある特定の行為状況のみに問題を抱えている場合には，その行為の 20～30 分前に β ブロッカーを投与する場合もある．しかしながら，本剤の投与は，社交不安症を治療しているというよりは，スピーチなどの行為の最中に，過度の不安や緊張のために頻脈（心悸亢進）や手のふるえが生じるのを直接除去する作用を期待してのものである．以下に具体的な処方例を示す．なお，副作用には低血圧があり，気管支喘息の既往のある場合，使用は避けることは言うまでもない．

①プロプラノロール塩酸塩（インデラル®）：10 mg スピーチなどの 20～30 分前屯用．
②カルテオロール塩酸塩（ミケラン®）：5 mg スピーチなどの 20～30 分前屯用．

4 全般性不安症[3]

症例 28 歳，主婦．"薬の相談"ということで来院．
元来，心配性で怖がり，神経質な方で，小学校の時には，学校行事の前日は眠れないことが多かった．そのせいか母親はこの一人娘にたいへん過保護であった．
大学を卒業し，機械部品会社の事務職となる．休まず出勤していたが，部品の発注や注文の依頼を間違ったのではないかと過度に心配し，落ち着

かず,「大丈夫だから」と上司に諭されることも多かった. なお, この頃より頭痛, 肩こり, 不眠があり, 受診した身体科ではいつも「体の病気はない」と言われていた.

24歳で社内結婚. 現在, 2歳女児の母である. 出産後より, 育児のことで過度に心配し, かかりつけの小児科から抗不安薬が処方されている. 彼女にはいくつもの悩みがあった. そのなかで最も深刻な問題のために来院した. それは, "第2児を希望しているが抗不安薬がやめられない"ことである.「妊娠するために薬をやめたいが, やめるとどうなるのか心配でできない」という. そのほか, 育児 ("良い母親であるか"), 両親の健康(実際, 父親は2年前に心筋梗塞を起こしている), 夫婦の問題 ("夫に捨てられないか"と常に心配しているが, そんな事実はない), 夫の仕事 ("リストラされないか") など, 枚挙に暇がない. さらに最近, 動悸, 発汗, めまいやふらつきなども出てきたため, 自分の病気についても心配している (身体科では異常なし).

臨床症状の特徴[1,3]

フロイトのいう「不安神経症」(p.66参照) の概念からパニック症を除いた残りの疾患概念で, 多くの出来事や活動 (例えば, 仕事や学業など) について過度な不安や心配 (予期憂慮) が6ヵ月以上持続して生じていることが特徴とされる. 不安の対象は様々だが, 仕事関連 (例: リストラされるのではないか) や経済状態 (例: 失職してローンが払えなくなるのではないか), 健康問題 (例: 自分や身内に病気や不幸が起こるのではないか) など, 日常的な生活環境についてのことが多く, いずれも将来の見通しは現実に比べ過度に悲観的なのが特徴である.

加えて, 落ち着きのなさや集中困難, 緊張, 過敏などの精神症状や, 頻脈, 発汗, 振戦といった自律神経過活動, 筋緊張による肩こりや頭痛などの身体症状を伴う. 本症の不安は, 恐怖のように対象が限定されない, 漠然としていてとらえどころのない, 全般的かつ持続的で制御困難な不安ということで, "浮動性不安 (free floating anxiety)" と言われることがある.

抗不安薬の使い方[4]

薬物療法としては, SSRIが第一選択薬であり, 無効な場合は他のSSRIやSNRIに変更が推奨されている (p.65, パニック症の「抗不安薬の使い方」

を参照）．ただし，本症は適応症ではない．

　またBZ系は，急性期に限って必要最小限を使用する程度に留め，長期での使用は避けるべきである（p.71，社交不安症の「抗不安薬の使い方」参照）．

　さらに，セロトニン部分作動薬（5-HT$_{1A}$アゴニスト）の併用も考慮すべきである．本邦で使用できる薬物は，タンドスピロン（セディール®）しかない．適応症は，「神経症における恐怖」または「不安・焦燥・睡眠障害」である．以下に具体的な処方例を示す．

> **タンドスピロン**：開始用量 10 mg 3錠 3回毎食後．60 mgまで増量可能．

5 限局性恐怖症[3]

症例　28歳の主婦．"クモが怖くて生活できない"ことを主訴に来院．もともと，物心ついた時から虫が嫌いだったようで，きっかけは覚えていない．どうも母親の虫嫌いが影響したようである．幼稚園に上がった頃から特にクモが苦手で，園庭にクモがいるだけで外遊びをしなくなった．また小学校の林間学校で，頭にクモの巣が引っかかりパニックとなった．それ以来，クモの出そうな公園や寺の境内なども避け，クモの写真も見られなくなった．一度，高校の同級生にゴムのクモを投げつけられ，動悸，呼吸困難，発汗が出現，「死んでしまうのではないか」と思ったという．しかし都会暮らしのためクモのいる所は限られており，何とか不自由なく生活できていた．短大卒業後，事務職として就職，24歳で社内結婚．25歳で女児，27歳で男児を出産．二児の母，専業主婦として生活していた．

　しかし昨年の冬に夫の転勤に伴い，自然の豊かな他県に転居．春に近づくと，自宅庭だけでなく生活エリアの周辺にはクモをはじめ様々な昆虫が多く，虫が出る度に前述の発作が出るようになった．スーパーへの買い物も夫が一緒でないといけないため，精神科受診した．

臨床症状の特徴[1, 3]

　特定の対象または状況（例：飛行，高所，動物，注射をされること，血を見ること）に関する著しい恐怖や不安が存在し，もしそれらに暴露した場合には，直ちに不安や恐怖が引き起こされる．そのため，これらの対象や状況

は積極的に回避されているか，あるいは患者は苦悩を持って耐え忍んでいる．この恐怖や不安は，これらの対象や状況に対して実際に生じる危険性からは不つり合いなほど重篤である．症状の持続期間は概して6ヵ月以上で，臨床的な著しい苦痛や社会的・職業的な障害を生じさせている．

対象や状況の違いによって，①動物型，②自然環境型，③血液・注射・外傷型，④状況型，⑤その他の型，の5つの病型がある．

抗不安薬の使い方[4]

本症の治療の第一選択は，薬物療法ではなく，実はCBTのなかでも行動に重きを置いた行動療法で，具体的には暴露療法（exposure therapy）が有効とされている．

なお，補助的な薬物療法としては，抗うつ薬（SSRIまたはTCA），BZ系，βブロッカーなどがある（他の不安症群の処方を参照）．

おわりに

本節では，「治療における抗不安薬の意義と使い方」と題して，パニック症など，代表的な5つの不安症群に関して典型例を示しながら，抗不安薬の処方の具体例を提示した．現在，わが国で使用可能な抗不安薬は，大きく分けて，BZ系，セロトニン部分作動薬（5-HT_{1A}アゴニスト），SSRIの3種類がある．これらを適切に使用するためには，まず，不安症群の下位分類間の臨床症状の違いを十分理解し，最も適切な診断を下すこと，そしてそれぞれの薬物の作用，副作用を熟知した上で個々のケースに最適な薬物選択を行うことが重要である．

文献

1) American Psychiatric Association: Diagnostic and statistical manual of mental disorders. 5th edition American Psychiatric Publishing; 2013（高橋三郎，大野裕，染矢俊幸，訳．DSM-5 精神疾患の診断・統計マニュアル．東京：医学書院，2014）．
2) 塩入俊樹，松永寿人．不安障害診療のすべて．東京：医学書院; 2013．
3) 塩入俊樹．神経症性障害．In: 野村総一郎，樋口輝彦，監修．標準精神医学 第6版．東京：医学書院．印刷中．
4) 山口　徹，北原光夫，福井次矢．今日の治療指針：私はこう治療している．東京：医学書院; 2013．

〈塩入俊樹，岡　琢哉〉

• 第3章 • 治療における抗不安薬の意義と使い方

❷ 強迫性障害

　強迫性障害（obsessive-compulsive disorder：OCD）は繰り返し生じる侵入的な思考（強迫観念）とそれを打ち消すための繰り返しの行動（強迫行為）を特徴とする疾患である．強迫観念や強迫行為は通常不安や苦痛を伴い，長時間を費やすことにより日常生活に強い悪影響を生じる．従来は神経症概念を代表する存在であり，DSM-Ⅲ以後は，不安障害のカテゴリーに収載されていた．しかし，OCDには不安の介在が少ないタイプも相当数存在し，脳画像研究における固有の所見，治療反応性における特徴などからもOCDと他の不安障害の間には疾患概念的に大きな乖離が生じるようになっていた．このような流れを受け，2013年に刊行されたDSM-5では，OCDは新設された「強迫症および関連症群」へと移行した．ここでは，醜形恐怖症，抜毛症，皮膚むしり症，新設のためこみ症などと同一カテゴリー化がなされている．これらの疾患は，その多くが1990年代に提唱された強迫スペクトラム障害に該当するものであり，OCDは不安障害の一つという位置づけから，強迫と衝動を病態の主体とする疾患群の中核という位置づけにシフトしたといえよう．このことは，抗不安薬のOCD治療における立ち位置も，不安障害におけるそれとは異なってきていることを示唆するものである．本節では，OCDの治療について言及しながら，抗不安薬の持つ意義，役割について触れていきたいと思う．

Ⅰ OCDの標準的な治療

　OCDは従来治療抵抗性の疾患として認知されてきたが，近年では薬物療法と認知行動療法（cognitive behavioral therapy：CBT）を両軸とした治療戦略が構築されている．薬物療法の中心には選択的セロトニン再取り込み阻害薬（selective serotonin reuptake inhibitor：SSRI）があり，例えばエキ

スパートコンセンサスガイドライン[1]では，SSRI単独，CBT単独，両者の併用が第一選択として推奨され，効果不十分な場合は他のSSRIへのスイッチが，それでも改善が得られなければクロミプラミン（アナフラニール®）の使用が推奨されている．World Federation of Societies of Biological Psychiatry（WFSBP）による薬物療法ガイドライン[2]でもほとんどのSSRIが統制研究による十分なエビデンスのある治療（最高レベルのA）として推奨されており，ほかにはクロミプラミンがA，ノルアドレナリン作動性・特異的セロトニン作動性抗うつ薬（noradrenergic and specific serotonergic antidepressants：NaSSA）のミルタザピン（リフレックス®，レメロン®）がB（限定的なエビデンス），モノアミン酸化酵素阻害薬（monoamine oxidase inhibitors：MAOI）のフェネルジンがD（結果が不一致）となっている（表1）．また治療抵抗性，難治性のOCD患者に対してはGoodmanら[3]に代表さ

表1 OCDとパニック障害のエビデンスレベル別の推奨薬剤

エビデンスレベル	OCD	パニック障害
A	エスシタロプラム（SSRI） フルオキセチン（SSRI） フルボキサミン（SSRI） パロキセチン（SSRI） セルトラリン（SSRI） クロミプラミン（TCA）	シタロプラム（SSRI） エスシタロプラム（SSRI） フルオキセチン（SSRI） フルボキサミン（SSRI） パロキセチン（SSRI） セルトラリン（SSRI） ベンラファキシン（SSRI） クロミプラミン（TCA） イミプラミン（TCA） アルプラゾラム（BZ） クロナゼパム（BZ） ジアゼパム（BZ） ロラゼパム（BZ）
B	シタロプラム（SSRI） ミルタザピン（NaSSA）	フェネルジン（MAOI）
C		
D	フェネルジン（MAOI）	

SSRI: selective serotonin reuptake inhibitors, TCA: tricyclic antidepressants,
NaSSA: noradrenergic and specific serotonergic antidepressants,
MAOI: monoamine oxidase inhibitors, BZ: benzodiazepine
（Bandelow B, et al. World J Biol Psychiatry. 2008; 9: 248-312 をもとに作成）[1]

れる，治療アルゴリズムが提唱されており，セロトニン再取り込み阻害薬 (serotonin reuptake inhibitors：SRI) に，リチウム（リーマス®），クロナゼパム（リボトリール®，ランドセン®），ハロペリドール（セレネース®），リスペリドン（リスパダール®）などを追加使用することが提唱されている（図1）．

近年では治療抵抗性OCDに対して，非定型抗精神病薬によるSSRI強化療法の研究がさかんに行われている．十分なエビデンスがあるリスペリドンのほか，オランザピン（ジプレキサ®），クエチアピン（セロクエル®），アリピプラゾール（エビリファイ®）の有効性が検証されている．これまでのシステマティックレビューやメタ解析などの結果によればOCD患者がSSRIに反応する比率はおおよそ50〜70％といわれており，SSRI非反応患者のうち

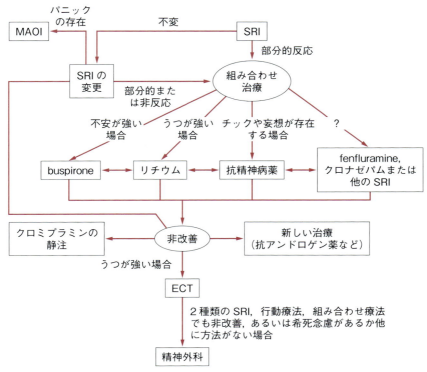

図1 治療抵抗性のOCDへの治療戦略
(Goodman WK, et al. J Clin Psychiatry. 1993; 54: 16-26 より改変引用)[3]
SRI：serotonin reuptake inhibitor

さらに約3割程度が非定型抗精神病薬による強化療法に反応するといわれている．

次に，筆者が日常臨床においてOCDの治療に当たる際の，おおよその治療戦略[4]について述べる．図2に示すように，基本的にはガイドラインに近い治療を行っているが，行動療法の専門外来を担当しており，多くの患者が行動療法の希望で受診する．そのため，第一選択の治療として行動療法単独，あるいはSSRI併用による行動療法が選択されることが多い．併用治療の場合，行動療法を継続しながら，SSRIの効果が不十分であれば，他のSSRIへの変更を検討する．OCDに保険適応のあるフルボキサミン（ルボックス®，デプロメール®）パロキセチン（パキシル®）を第一，第二選択とすることが多いが，忍容性などの問題から，セルトラリン（ジェイゾロフト®），エスシタロプラム（レクサプロ®）を使用する時もある．2種類のSSRIをそれぞれ十分量（例えばフルボキサミンであれば200 mg以上），十分期間（3ヵ月以上）用いても改善が得られない場合，薬物治療抵抗性OCDと考える．以前はクロミプラミンへのスイッチを選択することが多かったが，近年は非定型抗精神病薬によるSSRIの増強療法を試みることが多い．その場合，患

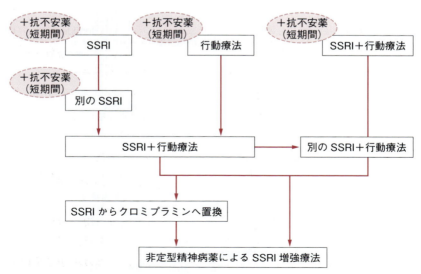

図2　筆者の行っているOCDの標準的治療

者に適応外使用であることを説明した上で，少量付加する．リスペリドンやアリピプラゾールを比較的よく用いるが，忍容性を考慮しながら，上記オランザピンやクエチアピン以外に，ペロスピロン（ルーラン®），あるいはブロナンセリン（ロナセン®）を選択することもある．

II OCD 治療における抗不安薬の実際の用い方

　このようにみてくると，OCD 治療において抗不安薬はガイドライン上にほとんど姿をみせないことがわかる．これは例えば WFSBP ガイドライン上において，アルプラゾラム（ソラナックス®，コンスタン®）やジアゼパム（セルシン®，ホリゾン®）がエビデンスレベル A の治療として表記されているパニック障害や社交不安障害といった他の不安障害群と比較すると大きな差であるといえよう（表1）．その最大の理由として，抗不安薬はある程度不安を下げこそすれ，OCD の強迫症状自体にはほとんど効果がないことがあげられる．OCD への有効性が期待されたクロナゼパムも，無作為割付試験によって単独使用ではプラセボと効果に差がないことが示されている．そして，抗不安薬を漫然と投与することは，依存，鎮静，眠気といった副次的影響を引き起こすとともに，上記にあげたような OCD への有効性が期待される行動療法や薬物療法の導入までの期間を引き延ばしてしまうおそれがある．そもそも確認行為や洗浄行為といった OCD の症状は，健常な思考や日常的な動作の延長上に出現し，その発症はしばしば正常から連続的である．また患者は，強迫症状を周囲に気づかれないように振る舞うことも多い．そのため発症から精神科受診に至るまでの未治療期間は長くなりやすく，平均3年といわれる．精神科初診からより専門的な治療を受けるまでの期間については，さらに 6～7 年，あるいは 17 年という驚くべき数字も報告されている．このような本格的な治療導入までの空白期間に抗不安薬の漫然投与の影響がないとはいえないであろう．

　それでは，抗不安薬は，OCD の治療においてどのような用い方をすればよいのであろうか．抗不安薬の強みは，不安や緊張を和らげ，即効性があり，かつ比較的安全という点である．筆者は主に次の3つの場面で用いている．① SSRI 導入時，SSRI の効果が発現するまでの期間，不安を軽減す

る目的．②行動療法，特に曝露反応妨害法を行う際，事前の服用により強い不安や緊張を緩和し治療に取り組みやすくする目的．③OCDにはしばしばパニック障害や社交不安障害といった不安障害を合併することがあり，その症状をコントロールする目的．これらいずれの場合も適正な量と適正な期間の投薬を遵守しながら，漫然投与にならないように気をつけている（図2）．

抗不安薬のOCDへの長期漫然投与に警鐘を鳴らす意味で，次の仮想症例を呈示する．

症例　抗不安薬投与により慢性の経過をたどったOCD症例

　33歳の女性，主婦．もともと不安が高く，神経質なところがあった．大学に在学していた21歳の頃，パニック発作が突発，近医精神科・心療内科クリニックを受診し，パニック障害と診断され，抗不安薬アルプラゾラム（ソラナックス®）を処方された．薬効があり，発作は生じなくなり，発作が起きるのではないかという不安も和らいだ．しかし，発作の初発から間もなくして，外出の際，火事や泥棒を怖れ，電気，ガス，戸締まりを何回も確認するようになった．ソラナックス®を服用すると不安は軽減するため，主治医も「それで様子をみましょう」といい，ソラナックス®が継続処方された．24歳で結婚，26歳時には初子を出産した．妊娠した頃から感染症などを気にして汚染に敏感となり，手洗いや入浴などの洗浄行為が日に3～4時間程度にまで増加，物に触れるのを避ける回避行動も出現した．主治医もSSRIなどによる加療を検討したが，妊娠中ということもあり処方には至らなかった．出産後も強迫症状は持続していたが，月1回の通院と抗不安薬の服用のみを継続していた．33歳になり，インターネットでSSRIや行動療法のことを知り，当科専門外来を受診した．初診時パニックはコントロールされており寛解状態だったが，洗浄強迫，確認強迫の症状がみられ，中等度のOCDと診断された．SSRIの有効性について説明したところ服用に同意，フルボキサミン（ルボックス®）を50 mgから開始し，150 mgまで漸増した．服用開始から3ヵ月ほどで強迫観念は5割程度和らいだ．さらに強迫のメカニズムについて心理教育を行い曝露反応妨害法を導入したところ，思っていたよりは不安にもならず実施することができた．10年以上苦しめられた強迫症状は約6ヵ月

でほとんど生活に支障のないレベルにまで軽減した．現在ソラナックス®を用いることはなく，ルボックス®および行動療法による対処で，パニック，OCDともに寛解した状態を保てている．

おわりに

OCD治療における抗不安薬の効果は限定的であり，漫然投与にならないように留意することが最も大事な点であると考えている．この点に注意して用いれば，SSRI投与初期のドロップアウトを防ぎ，曝露反応妨害法に取り組む際には患者の勇気を後押ししてくれるといった利点がある．

文 献

1) Bandelow B, Zohar J, Hollander E, et al. World Federation of Societies of Biological Psychiatry (WFSBP) guidelines for the pharmacological treatment of anxiety, obsessive-compulsive and post-traumatic stress disorders-first revision. World J Biol Psychiatry. 2008; 9: 248-312.
2) March JS, Frances A, Carpenter D, et al. Treatment of obsessive-compulsive disorder. The Expert Consensus Panel for obsessive-compulsive disorder. J Clin Psychiatry. 1997; Suppl 4: 2-72.
3) Goodman WK, McDougle CJ, Barr LC, et al. Biological approaches to treatment-resistant obsessive compulsive disorder. J Clin Psychiatry. 1993; 54: 16-26.
4) 中尾智博. 不安障害の薬物療法. In: 樋口輝彦. 小山　司, 監修. 臨床精神薬理ハンドブック 第2版. 東京: 医学書院; 2009. p.262-79.

〈中尾智博〉

• 第3章 •　治療における抗不安薬の意義と使い方

3 気分障害治療における抗不安薬の意義と使い方

　私が精神科医になった26年前，入局して最初に習ったうつ病処方の基本は，①アミトリプチリン塩酸塩（25）3T，塩酸チオリダジン（今は発売中止）10 mg，ジアゼパム3 mg　以上分3，②フルニトラゼパム1 mg　就寝前である．三環系抗うつ薬，抗精神病薬，抗不安薬，睡眠薬の4剤をいきなり処方するという今思えば乱暴な処方をしていたと思うが，重症のうつ病（最近めったに出会うことはない）にはよく治った印象が記憶に残っている．やがて寛解状態になると睡眠薬は中止するも，再発予防の名目で日中の抗不安薬，抗精神病薬，抗うつ薬はそのまま漫然と1年以上処方を継続していた．いつしかパート先の病院が替わり，その後患者さんがどのようになったかはわからないままである．勤務先を替わるローテーションの弊害は，長期的な視点で気分障害の治療をすることができない点である．この多剤併用・継続治療の処方から，1剤1剤をていねいに吟味して処方し，治療反応性に着目し処方薬を変更する治療に変化を与えてくれる契機となったのがプラセボと実薬を比較する臨床試験である．私が日々実践している実臨床場面での不安を伴ううつ病（双極性うつ病も含む）に関しての診断と治療方法を紹介しようと思う．

I 臨床試験での気分障害治療薬の効果判定と実臨床での評価

　臨床試験の薬剤の効果の判定は，プラセボから比べて実薬の方が8週間の間により症状が改善することをもってその効果とすることが多い．また治療薬Aと治療薬Bでは治療薬Bの方が8週間に限ってみれば症状の改善がよい．だから臨床場面でも効果の強い治療薬Bの方が優れている．というのがこれまでの我々精神科医の考え方の主流であったと思う．しかしこのことが本当に正しいのであろうか？　抗うつ薬を処方し最初はあんなによく効

3. 気分障害治療における抗不安薬の意義と使い方

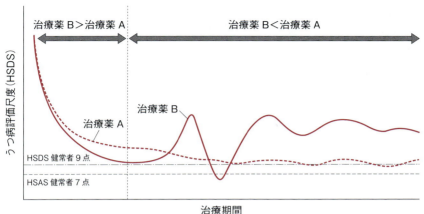

図1 気分障害の薬剤反応性の概念図

短期視点では，治療薬Bの方が切れ味もよくうつ症状も寛解レベルまで治療薬Aに比べて優れている．しかし長期的視点では，治療薬Aの方が寛解レベルまで回復し症状のゆらぎがない優れた効果を示している．長期的視点では治療薬Aの方が優れている．

いていたのに，やがて効果がなくなる現象に実臨床では度々遭遇する．薬剤の効果を長期的な視線でみると評価はまるで変わってきてしまう．これまで治療薬Bは投与初期の効果は優れているのにその後症状のゆらぎが生じてうつ状態が遷延する．一方，投与初期には効果の遅かった治療薬Aが，長期的にはうつ症状も改善しその後再燃再発しないことが観察されると治療薬Aの方が優れているということになる（図1）．このように治療者が患者をできるだけ長い視点で見渡すことができれば薬剤に対する見方が変わってくると思う．実臨床では薬剤反応性に着目し効果のないあるいは役割の済んだ薬剤を漫然と処方し続けないようにすることが大切である．

II うつ病と不安の併存：うつ症状と不安症状の定量化

うつ病には高率に不安障害を併存していることが知られている[1]．特に治療抵抗性うつ病の要因を調べた研究からは難治化の大きな要因はパニック障害の併発，何らかの不安障害の併発，社会不安障害の併発と上位3位を不安障害の併発が占めていた[2]．また双極性障害の研究から，不安障害を併

存するものは重症度が高く，治療反応性が不良であるとの報告がある[3]．そこで日常診療でうつ症状と不安症状を簡易に定量化するために，ひもろぎ式自己記入式うつ病評価尺度（Himorogi Self-rating Depression Scale：HSDS）と不安尺度（Himorogi Self-rating Anxiety Scale：HSAS）を作成した[4,5]．当院ではこのスケールを用いて気分障害の治療経過を記録している．その経

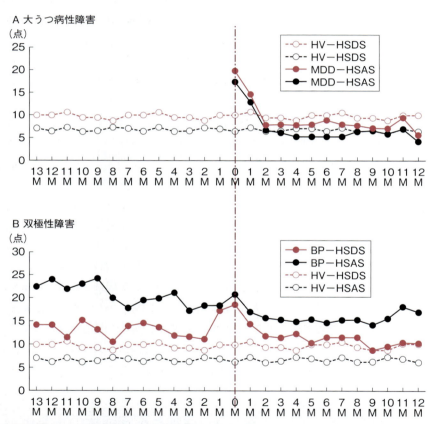

図2 大うつ病性障害と双極性障害の治療経過

大うつ病性障害を SSRI 単剤で投与開始（0M）治療した経過を A に示す．うつ症状も不安症状も 8 週間で健常者レベルに回復している．一方双極性障害は 0M から左側はバルプロ酸で治療していた状態であり，0M 時点で治療薬をラモトリギンで治療した経過を示す．うつ症状は 5 ヵ月ほどで健常者レベルまで回復しているが，不安症状は遷延していることが観察される．このようにうつ症状と不安症状の両症状での経過観察は気分変動を伴う双極性障害の病態理解と薬剤調整には非常に有用な手段として考えている．

験から大うつ病性障害の特徴は単剤の抗うつ薬の治療により速やかに（8週間）うつ症状・不安症状ともに寛解状態に改善することである（図2A）．一方，双極性障害の長期治療経過では薬物治療の変更によりうつ症状は5ヵ月ほどで改善するものの不安症状は残存することが観察される（図2B）．うつ症状・不安症状の改善の経過観察で大うつ病性障害と双極性障害を鑑別可能と考える．

III 気分障害の不安症状に対する治療方針

不安とは明確な対象を持たない恐怖のことを指し，その恐怖に対して自己が対処できない時に発生する感情の一種である．不安は「恐怖」と「心配」という2つの中核症状に下位構築されうる（図3）[6]．

気分障害に併存する不安症状に対してどのような薬剤を使用するのがよいだろうか？ 我々のクリニックでは気分障害に併存する不安症状に対する治療を急性期と慢性期の2期に分けて治療薬の選択をすることにしている．

1 気分障害発症初期の治療開始～8週間における不安症状

大うつ病性障害の治療初期には，表1に示す選択的セロトニン再取り込み阻害薬（SSRI），セロトニン・ノルアドレナリン再取り込み阻害薬（SNRI）が主に使用されるが，抗うつ作用発現まで2～4週間かかる．5-HT$_{2A/2C}$受容体の刺激により不安・焦燥感が惹起されることが知られるが，SSRI，SNRIにはその受容体の拮抗作用がない．抗うつ薬の投与初期のシナプス間隙での急激なセロトニン上昇がこの受容体を刺激するために不安感・焦燥感がかえって増すことがある．そこで大うつ病性障害の治療初期に効果が速やかに現れるベンゾジアゼピン系とチエノジアゼピン系に分類される抗不安薬が併用される．この抗不安薬には短時間の効果を示すものから，中時間～長時間効果を示すものまで様々だが，8週間以内に中止することを考えると半減期が長いロフラゼプ酸エチル（半減期122時間：1日1回で処方）や半減期が中時間のロラゼパム（半減期12時間：頓服で使用）を選択するのが望ましい．当院では気分障害急性期に使用する抗不安薬は以上の2種類としている．抗不安薬と抗うつ薬により症状が改善した症例を具体的に示す．

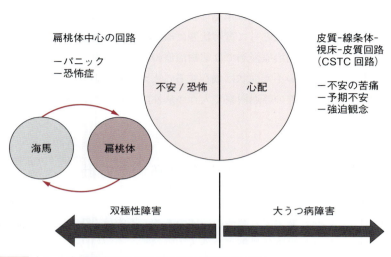

図3 大うつ病性障害と双極性障害の不安症状の違い

2つの中核症状はすべての不安障害に存在するが，それらを引き起こすものは不安障害の違いによりお互いに異なるかもしれない．不安の中核症状の1つである「恐怖感・パニック発作」に関連する神経回路は扁桃体・海馬領域である．一方，中核症状の「心配」に関連する神経回路は皮質-線条体-視床-皮質回路（CSTC回路）の機能と関係があると推察されている．2つの部位の障害の程度により不安障害の違いが生じてくると考えられている．これらの神経回路に関係している神経伝達物質は様々であり，不安症状の発生メカニズムの差異を念頭におきながら大うつ病性障害と双極性障害の不安症状の治療を考えていく必要がある．

症例

【症例】28歳　女性

【主訴】抑うつ気分の持続と予期不安が改善しない．

【現病歴】X-1年6月に自宅前に不審な車があり，それから不安感が出現してきた．X-1年7月精神科外来を受診しロラゼパム（0.5）1Tを処方され不安感は改善し時々服薬しながら事務職を行っていた．抗不安薬のみではやがて効果がなくなり，抑うつ気分，集中力低下，仕事もできなくなり外出の機会がかなり減った．X-1年11月に車を運転中に突然パニック発作を起こした．その後予期不安が強くなり心配で自宅から出られなくなった．X年10月に当院初診となった．抗不安薬に加えてパロキセチン10 mg/日服用で抑うつ気分，集中力低下，パニック発作，予期不安は改善し外出ができるようになり復職した．この症例は8週以内に抗不安薬は中

3. 気分障害治療における抗不安薬の意義と使い方

表1 各種抗うつ薬、抗精神病薬および抗不安薬のプロフィール（Ki値）

抗うつ薬分類	三環系	四環系		SSRI				SNRI			NaSSA	MARTA			SDA	DPA	不安薬
薬剤名	アミトリプチリン	ミアンセリン	フルボキサミン	パロキセチン	セルトラリン	エスシタロプラム	ミルナシプラン	デュロキセチン	セチン	ミルタザピン	クエチアピン	オランザピン	クロザピン	ペロスピロン[a]	アリピプラゾール	タンドスピロン[b]
トランスポーター																	
セロトニン	○	×	◎	●	●	△	◎	○	●	×	×	×	×	—	×	—
ノルアドレナリン	○	○	△	×	×	×	○	◎	◎	×	×	×	×	—	×	—
受容体																	
アドレナリン α_1	◎	○○	×	×	×	×	×	×	×	△○	○△	× △	◎ ○	◎ △	○○	× ×
α_2	△	○△	×	×	×	×	×	×	×	◎○	△	× ○	△	△	○○	× ×
セロトニン																	
$5-HT_{1A}$	△	△	×	×	△	×	×	×	△	×	△	×	◎	◎●	△	○
$5-HT_{2A}$	◎	◎	×	×	△	×	×	◎	×	○	◎	◎	○◎	●[*]	○△	×
$5-HT_{2C}$	◎	◎	×	×	—	—	—	×	×	○	×	△	○	●[*]	△ ×	× ×
$5-HT_3$	—	○	—	×	—	—	—	×	×	◎	△	△○	△	○ ×	△ ○	— ×
ヒスタミン D_1	●	△	×	△	—	×	×	×	×	◎	○	○○	△	○○	△ ○	× ×
ムスカリン D_2	○	×	×	×	×	×	×	×	×	×	○	○○	△	○○	× ●	× ×
ドパミン																	

赤マーク：不安に関連した受容体など
おおよそのKi値より分類 ●：1未満、◎：1～10、○：11～100、△：101～1000、×：1001以上、—：データなし
a：ルーラン インタビューフォーム
b：Hamik A, et al. Biol Psychiatry. 1990; 28: 99-109
上記以外：加藤正樹，他．臨床精神薬理．2010; 13: 1891-900.
＊：$5-HT_{2A}$ および $5-HT_{2C}$ の個別データはなく、$5-HT_2$ としてのKi値分

止し，その後1年間パロキセチンを服薬継続しその後漸減，服薬を中止した．

【治療方針・治療経過】この症例の特徴はうつ症状よりも不安症状が軽度で，薬物治療により8週以内に両症状は速やかに改善している点である．大うつ病性障害に併存する不安症状の特徴は，「○○さん，なんだか態度がよそよそしいな…」「私，何か失礼なことしなかったかな？」「もしかすると，アレがまずかったかもしれない…」「私，嫌われちゃったのかな!?」など，些細なことが気になって頭から離れないし心は不安でいっぱいになり，心配な状態が持続する．あるいは些細なことに思い煩う．悪いことが起きるのではないか？ 地震がまた起きるのではないか？ ビルの上から物が落ちてきて怪我をしてしまうのではないか？ 心配で外出できない，などである．この大うつ病性障害に併存する「心配」にはCSTC回路の障害が関係しているのかもしれない (図3)．

2 気分障害発病8週以上の慢性期の不安症状

抗うつ薬とベンゾジアゼピン系抗不安薬の併用による治療を8週間実施してもうつ症状と不安症状が残存する場合には診断と治療の見直しが必要となる．

不安症状慢性期の治療薬としては，ベンゾジアゼピン系抗不安薬からセロトニン受容体に作用する薬剤に変更する．$5-HT_{1A}$受容体を刺激することで抗うつ・抗不安作用が発現するが，その薬剤はペロスピロン，アリピプラゾール，タンドスピロンである．また$5-HT_{2A/2C}$受容体拮抗作用により抗不安作用を示すのがミルタザピン，オランザピン，クエチアピン，ペロスピロン，アリピプラゾールである．さらに扁桃体のD_1受容体拮抗作用で，不安・恐怖を制御できる可能性が示された[7]．ペロスピロン，オランザピンはD_1受容体の拮抗作用が強く抗不安作用が期待できる．これらの薬剤を気分安定薬や抗うつ薬に一剤ずつ併用し治療反応性をみながら適切な薬剤選択をする．一連の薬剤と作用部位を表1にまとめた．薬物療法を行っても残存する不安に関しては認知行動療法など薬物療法以外の治療を検討する．具体的な症例を以下に示す．

症例

【症例】 18歳　女性
【主訴】 パニック発作

【現病歴】 X年2月（17歳，高校2年生時）に不眠，倦怠感，無気力，やる気の低下，落ち込みが出現しA医院を初診となり大うつ病と診断されセルトラリン（50 mg/日）が処方された．X年7月まで通院したが症状が改善しないためにA大学精神科に転院しパニック障害と診断された．この頃からハイテンションな時が出現し喜怒哀楽が激しくなった．SSRIを服薬開始してから少し人格が変わったようだと母親が話していた．気分変動に対してバルプロ酸を併用されたが症状はあまり改善しなかった．X年12月に当院初診となった．

【初診時所見】 抗うつ薬服用を開始してから最初は効果が実感できたが，やがて効果がなくなり12週間に1回はハイテンションな期間が数日ほど続くようになった．クリニックの待合室では，受付職員の先週の態度が気に食わなかったととげとげしい態度でクレームを言う姿があった．精神科初診時から1年以内に2回のうつ状態と2回の軽躁状態を経験していた．

【診断】 予期不安とパニック発作があり，さらに軽躁病エピソードも認められることから，パニック障害を併存する双極性Ⅱ型障害と診断した．

【治療方針・治療経過】 この症例の場合には治療経過からSSRIが気分変動を引き起こしていると容易に推察可能である．そこでSSRIを漸減し気分安定剤を中心とする治療に持っていくことを治療方針とした．不安症状は常にうつ症状より悪い状態を1年以上持続しているのが特徴的な症状であった．気分安定薬のラモトリギンに加えて，抗不安作用を期待してオランザピンを併用したところ速やかに症状が改善した．双極性障害に関係する不安症状には過去の嫌な記憶や体験が思い出された時に生じる恐怖・焦燥感を伴う不安感があり，海馬や扁桃体に関連しているかもしれない（図3）．

おわりに

気分障害と不安障害の併存が多いことは従来知られていたが，これまでうつ病を代表とする気分障害における不安症状は「わき役」であり様々な抗不安薬の作用機序や治療反応性に着目されることは少なかった．しかし，うつ

症状・不安症状を簡易な HSDS・HSAS を用いて長期間症状経過を観察（患者を診る物差しを長くする）し，大うつ病性障害と双極性障害における不安症状の改善度合いにより両疾患を鑑別できる可能性が出てきた．我々の観察では双極性障害では不安症状がうつ症状に先行して変動している．そのため不安症状を十分に治療することで次のうつ症状の発現を予防できるのではないかと推察している．不安症状の違いや様々な抗不安薬の治療反応性に着目し気分障害治療に活かしていくことは今後きわめて重要と考えている．

なお，HSDS・HSAS は「ひもろぎ心のクリニック（ひもろぎ GROUP）」のホームページ http://himorogi.org/ から入手可能である．

文 献

1) Kessler RC, Chlu WT, Demler O, et al. Prevalence, severity, and comobidity of 12-month DSM-Ⅳ disorders in the National Comobidity Survey Replication. Arch Gen Psychiatry. 2005; 62: 617-27.
2) Souery D, Oswald P, Massat I, et al. Clinical factors associated with treatment resistance in major depressive disorder: Results from a European multicenter study. J Clin Psychiatry. 2007; 68: 1062-70.
3) Gaudiano BA, Miller IW. Anxiety disorder comobidity in Bipolar I Disorder: Relationship to depression severity and treatment outcome. Depress Anxiety. 2005; 21: 71-7.
4) Mimura C, Murashige M, Oda T, et al. Development and psychometric evaluation of a Japanese scale to assess depression severity: Himorogi Self-rating Depression Scale. Int J Psychiatry Clin Pract. 2011; 15: 50-5.
5) Mimura C, Nishioka M, Sato N, et al. A Japanese scale to assess anxiety severity: development and psychometric evaluation. Int J Psychiatry Med. 2011; 41: 29-45.
6) Stahl SM. Stahl's essential psychopharmacology: Neuroscientific basis and practical applications. 3rd ed. New York: Cambridge University Press; 2008. p.721-72.
7) Takahashi H, Matsui H, Camerer C, et al. Dopamine D_1 receptors and nonlinear probability weighting in risky choice. J Neuroscience. 2010; 30: 16567-72.

〈渡部芳徳〉

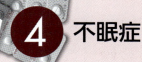

• 第 3 章 •　治療における抗不安薬の意義と使い方

4　不眠症

　不眠症は，寝つきたい時間帯に寝つけない（入眠困難），夜間の睡眠維持困難（中途覚醒，早朝覚醒），翌朝ぐっすりと眠った感じがない（熟眠障害）といった症状が 1 ヵ月以上続き，これにより日中機能の障害と苦痛をもたらすものである．わが国では欧米諸国と同様に，国民のおよそ 5 人に 1 人がなんらかの不眠に関連した愁訴を有し，人口の 5% 以上が睡眠薬を使用していることが，一般人口を対象とした疫学調査から明らかになっている[1,2]．不眠症は有病率の高い common disease だが，夜間睡眠の量・質の問題だけでなく，社会生活にも悪影響を及ぼすので，その適切な対応は専門医のみならず実地医家にとっても重要な課題といえよう．

　精神生理性不眠症（詳細は後述する）では，夜間過覚醒状態を形成し，これに伴って夜間寝室環境での眠ろうとする焦りがさらに入眠を妨げる．実地臨床現場では，このような不安感，恐怖感を低減する目的で，抗不安薬が処方されているケースは少なくないが，効果が不十分な上に，ベンゾジアゼピン（BZ）系薬剤の高用量・多剤併用化の要因にもなっている．このような高用量・多剤併用化は，副作用リスクを高めるため，十分な配慮が必要であろう．本節では，不眠症の治療目的で抗不安薬を用いる際の適応と注意点について述べる．

I　不眠症の診断

　不眠症の治療にあたっては，症状を含めた全体像を具体的に把握することが重要である．問診の際には，症状構造と共に患者の睡眠衛生に関連した生活習慣について，少なくとも表 1 にあげた必須項目について確認する．また，睡眠時無呼吸症候群，レストレスレッグス症候群や周期性四肢運動障害などの不眠を呈する他の睡眠障害との鑑別も必須である．さらに初期のう

> **表1** 不眠症の病歴聴取で必要な情報

1. 訴えの背景にある不眠症状(入眠障害,中途覚醒,早朝覚醒)は?
2. 睡眠の質(休息感や熟眠感)はどうか?
3. 睡眠中のいびきや呼吸停止,下肢のぴくつきやむずむず感などがあるか?
4. 不眠の頻度はどのくらいか?
5. 眠れないと日中にどのような症状があるのか?
6. 日中調子よく過ごすのに何時間の睡眠が必要と思っているか?
7. 日常および週末の就寝時刻・起床時刻は?
8. カフェイン飲料およびアルコール飲料の使用は?
9. 就床直前はどのように過ごしているか?
10. 身体疾患や精神疾患があるか,服薬しているか,その薬物は?

つ病など精神疾患でも不眠が出現する(この場合には不眠の増悪は比較的早く,睡眠薬治療に対し抵抗性のことが少なくない)ことがあるので,この点にも注意したい.こうした鑑別診断を入念に行った上で,不眠症の診断を行うべきだろう(図1).

II 不眠症薬物治療の実際

1 薬物使用の前に

睡眠衛生を適正化しないで,不用意に睡眠薬を投与することは絶対に避けなければならない.不適切な睡眠衛生により不眠をきたすケースとしては,①日中の長時間の臥床や昼寝,②カフェイン含有飲料の過剰摂取,③深夜の過激な運動,④寝る前の暴飲暴食,などが散見される.また,高齢者では総臥床時間が実質睡眠時間と比べて長すぎるために,入眠困難,中途覚醒,早朝覚醒が出現しているケースがある.年齢相応の適切な就床,離床時刻の設定を図りたい.

2 薬物療法について

作用機序

一般的に,不眠症治療には主にBZ系睡眠薬やBZアゴニストの睡眠薬(これらを総称してBZ系薬剤とする)が使用される.これらは抑制性神経

4. 不眠症

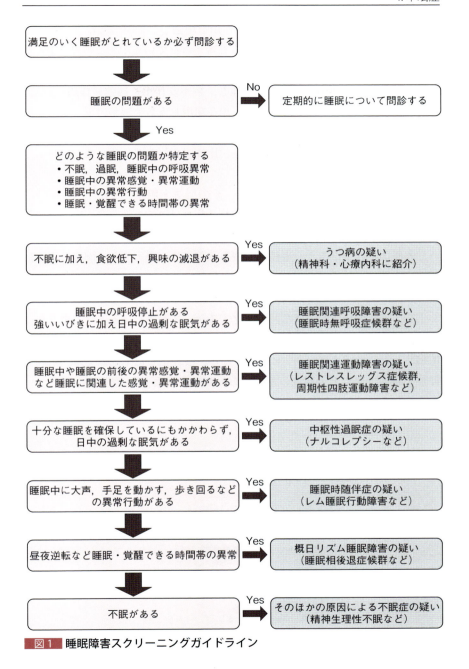

図1 睡眠障害スクリーニングガイドライン

伝達物質γ-アミノ酪酸（GABA）の作用を増強し，細胞の興奮性を低下させることにより，その作用を発揮すると考えられているが，この点はBZ系抗不安薬でもまったく同様である．BZ受容体にはω1とω2のサブタイプがあり，催眠作用はω1受容体が関連し，抗不安作用や筋弛緩作用にはω2受容体が関連するとされている[3]が，現在利用しうる睡眠薬のほとんどが両受容体へ作用する．BZアゴニスト（ゾルピデム，エスゾピクロンなどのZ-drug）はω1受容体に対する選択性が比較的高いとされているが，その差異は顕著なものではない．

不眠症に対しての抗不安薬の適応と，その用法・用量

　重要な試験や仕事で重要な役割を課せられた日の前の晩など，次の日に気がかりなことがあると一過性に入眠障害，中途覚醒などが起こる．通常，こうした原因がなくなると一過性の不眠も改善する．現実的な心配事や不安が解消された後も，不眠を恐れる気持ちが持続すると，これが気がかりや不安となって，眠りを妨げる．こうなると，毎晩就床時刻が近くなると不安恐怖が生じて過覚醒状態を形成し，慢性化するケースが多くなる．このようなプロセスを示すのが，古典的な精神生理性不眠症（睡眠障害国際分類第2版：ICSD-2での診断基準を表2に示す）だが，慢性化した不眠症では，精神生理性不眠症でなくとも程度の差こそあれ同様の不眠不安-過覚醒を呈していることが多い．BZ系抗不安薬は，即効性があり，かつ強力な抗不安作用を

表2　精神生理性不眠症の診断基準（睡眠障害国際分類第2版：ICSD-2より）

A. 患者の症状が不眠症の基準に適合
B. 不眠が1ヵ月以上続く
C. 条件づけられた睡眠困難と同時に，または就寝時に覚醒の亢進が認められ，以下の1つ以上で確認される．
　1. 睡眠について考えすぎ，強い不安を感じる．
　2. 希望する就寝時間や予定した昼寝の時間にはなかなか寝つけないが，眠るつもりのない単調な活動をしているうちに寝てしまう．
　3. 家にいる時よりも，外にいる時の方がよく寝られる．
　4. 就寝時の精神的覚醒．考えが湧き出したり，睡眠妨害的な精神活動がやめられないと感じるのが特徴的である．
　5. 就寝時の身体的緊張が解きほぐせずに寝つけないと感じる．
D. この睡眠困難は，他の睡眠障害，身体疾患や神経疾患，精神疾患，薬物使用，または物質使用障害で説明できない

有することから，このような就寝前の不安や恐怖感をターゲットとして用いられるようである．またさらに，睡眠薬と同様，鎮静催眠作用を期待して使用されるケースもある．しかしながら，BZ系睡眠薬では十分な抗不安作用を有していること，抗不安薬の力価は睡眠薬に比べて低めに抑えられているので催眠鎮静作用は睡眠薬に比べて弱いことには留意したい．抗不安薬を睡眠薬代わりに使って有効なのは，比較的軽症例に限られるし，不安抑制のために抗不安薬を睡眠薬と併用することは同系薬剤を併用することになり（多くは十分な効果は得られない），多剤併用による依存形成につながるため，極力避けるべきといえよう．

BZ系薬剤の副作用
持ち越し作用
　BZ系薬剤の鎮静-催眠効果や筋弛緩作用が翌朝まで持続することにより，眠気，ふらつきなどが覚醒後にも認められることがある．半減期が長い薬剤（抗不安薬には作用の長いものが少なくないので注意すべき）を使った場合や，用量が多い場合に起こりやすい．特に長時間作用型の薬剤では連用により蓄積性があるため，一定期間経ってからこのような副作用が生じることもある．頻度は少ないものの，超短時間型睡眠薬などの半減期の短い薬剤の服用時に出現することもあるので，注意は怠るべきではない．

筋弛緩作用
　筋弛緩作用とふらつきは，転倒に結びつくことがある．高齢者ではこの副作用が生じやすいことに注意し，投与量は必要最低限とすべきだろう．さらに，睡眠時無呼吸症候群では頻回の中途覚醒，熟眠障害が生じるが，BZ系薬剤投与の際は換気応答の低下，上気道筋の緊張の低下により呼吸障害イベントが増加しやすいので，投与を避けなくてはいけない[4]．特に中途覚醒，熟眠障害の目立つ不眠症患者では，いびき・無呼吸の有無について十分に問診を行い，睡眠時無呼吸症候群が疑わしい場合は終夜ポリソムノグラフィによる精査を行うべきだろう．

記憶障害
　BZ系薬剤の使用により服薬後から寝つくまで，中途覚醒時，時に翌朝覚醒してからの出来事を思い出せないという前向性健忘が出現することがある．半減期の短い薬剤ほど頻度が高いとされるが，アルコールの併用，高用

量使用など不適切な使用，もしくは睡眠中の強制覚醒に伴って出現する場合が多いようである．これは睡眠薬に限らず，抗不安薬でも同様に出現する[5]し，両者を併用するとBZ力価が上昇するので，リスクは確実に上昇すると考えられる．

反跳現象，退薬症候

BZ系薬剤の長期服用患者では，薬剤の中断時に反跳現象，退薬症候が出現することがある．反跳現象とは，中断後早期に，前よりも強い一過性の不眠や不安を生じることを指す．大量連用の場合や脳障害患者では不安・焦燥，振戦，発汗，まれにせん妄が出現することがあるので注意を要する．半減期の短い薬物ほど起こりやすいといわれており，急に中断しないことが望ましい[6]．

退薬症候は，もとの症状に加え，それまでには認められなかった症状が出現するものである（なお，前述の反跳現象も退薬症候に含まれる）．BZ系薬剤の減量や中断とともに離脱が起こるが，これは長期間（3ヵ月以上）日常的な使用がされた場合に顕著である[7]．不眠，不安，焦燥，神経過敏，食欲不振，不機嫌などの軽度のものから，幻覚，錯乱，せん妄などの精神病様症状や意識障害，全身けいれんなどの重度の症状に至ることがある．睡眠薬，抗不安薬ともに，それが臨床用量の範囲内であっても，投与中止後に退薬症候がみられることが多く，これを常用量依存という．低力価・低用量であっても身体依存を形成する可能性がある[8]ことを考慮すると，BZ系薬剤の投与はあくまでも一時的とすべきであり，連用は避けるべきだろう．

奇異反応

BZ系薬剤の投与により，かえって不安，焦燥が高まり，気分易変性，攻撃性，興奮などを呈することがある．高用量のBZ系薬剤を用いた場合に起こりやすいほか，遺伝負因やアルコール依存症，その他の精神障害と関連して出現することがある[9]．

おわりに

不眠症に対して抗不安薬（睡眠薬も同様である）を使用する際には，常にその中止時期を考慮しながら開始すべきである．すでに長期間投与されている際にも，1ヵ月程度，不眠が改善した状態が続いた後は，不眠症状の増悪

や退薬症候に注意しながら，漸減・中止を目指していくべきである．その際，作用時間の短い薬剤では，徐々に減量しながら中止に持っていく漸減法を，作用時間の長い薬剤では，睡眠薬を服用しない日を設けてそれをだんだんと増やして中止に持っていく隔日法を用いる．作用時間の短い薬剤で漸減法がうまくいかない場合には，一旦作用時間の長い薬剤に置き換えた後，漸減法および隔日法を用いて減量・中止を試みるのもよい（図2）．

本節では不眠症に対して抗不安薬を使用した際の有害事象に重点を置いて述べた．BZ系薬剤の力価を下げる目的で抗不安薬を用いる，という方法は妥当と思われるが，抗不安薬の睡眠効果についてはエビデンスが乏しい．日中に抗不安薬を使用していて，さらに夜に睡眠薬を使用するというケース，あるいは，すでに睡眠薬を使用しているところに，夜間の不眠不安に対しての効果を期待して抗不安薬を上乗せするケースなどは，副作用リスクの増大を考慮すると望ましくない．適切な睡眠衛生指導をした上で，鎮静系抗うつ薬を使用する（p.100，コラム参照），セロトニン作動性抗不安薬であるタン

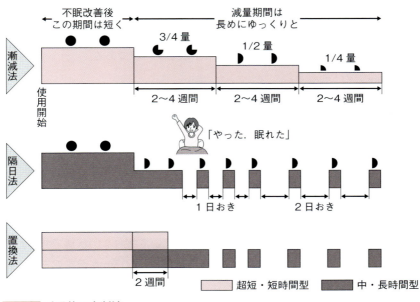

図2 睡眠薬の中断法

Column 抗不安作用を有する抗うつ薬について

　不安特性の強い患者，特に，パニック障害，社交不安障害，全般性不安障害，強迫性障害，心的外傷後ストレス障害などの不安障害患者では，抗うつ薬であるSSRI（セロトニン再取り込み阻害薬）やSNRI（セロトニン・ノルアドレナリン再取り込み阻害薬）が第一選択となるが，SSRI・SNRI投与により，副作用としての不眠がみられることがある[10]．

　一方，抗うつ薬でもトラゾドンやミアンセリン，ミルタザピンでは，抗ヒスタミン受容体作用や，5-HT$_2$受容体の遮断作用により，入眠潜時の短縮，徐波睡眠の増加など，睡眠を改善する可能性がある[11]（ただし，抗ヒスタミン作用による催眠作用は数日以内に耐性が形成されるとの指摘もある[11]．今日では抗不安効果を期待し，抗うつ薬を投与するケースは次第に増えてきたが，投与の際には不眠を含めて症状の構造を調べ，適切な薬剤を選択することで，よりよい治療効果が期待できるだろう．

ドスピロンを使用する（ただし不眠への効果についての報告はなし）などの工夫を行い，BZ系薬剤の使用は必要最小限とすべきである．

症例

【現病歴】 68歳女性．もともと寝つきは良い方ではなく，10年前からブロチゾラム（レンドルミン®）0.25 mgを不眠時に頓服使用していた．5年前，夫の不慮の死をきっかけに入眠困難が増悪．その頃から，ブロチゾラム0.25 mg/日を連日使用するようになったが，その時点では本剤の服用により不眠症状は十分に抑制されていた．

　2ヵ月前に長男との口論をきっかけに，ブロチゾラム0.25 mgでは眠れなくなり，連日2〜3錠（＝0.5〜0.75 mg）を服用するようになった．就寝前の不安が強く，あれこれと思い悩んでいて眠れない状態であるとの判断から，抗不安薬であるエチゾラム（デパス®）0.5 mg錠を処方されたが（ブロチゾラムからの置き換え），同剤を5錠（＝2.5 mg）服用して，ようやく寝付けているという状態であった．症状改善が乏しい上，朝のふ

らつきが強いため，当院転医となった．

【治療経過】夜間の入床時刻および翌日の離床時刻を聴取したところ，22時ころ入床，7時ころ離床するという習慣であったため，総臥床時間を短くする必要がある点を説明．夜更かしを心がけ，0時ころ就寝，6時ころ起床を目指すよう生活指導を行った．1ヵ月後，再来時には，どうしても0時までの夜更かしはできなかったものの，23時以降に入床するよう心がけ，これより入眠困難が著明に改善していた．エチゾラムはその後漸減し，半年後には0.5 mg/日まで減量しても良眠が得られるようになった．

【解説】今回のケースでは，不眠症状の増悪に伴い，BZ系薬剤の高用量使用になっていた．難治性の不眠症では，生活習慣に問題があることが多い．特に高齢者では就床時刻が前進することが多く，これにより入眠困難が悪化することもあれば，中途覚醒，早朝覚醒が顕在化することもある．適切な睡眠衛生指導を行うことで，症状改善が見込まれるほか，服薬量も減量することが可能である．逆に，慢性不眠症ではBZ系薬剤の増量，追加による治療効果の向上はほとんど期待できない．なによりも薬物治療開始前に十分問診を行い，適切な睡眠衛生指導を行う必要がある．

文 献

1) Doi Y, Minowa M, Okawa M, et al. Prevalence of sleep disturbance and hypnotic medication use in relation to sociodemographic factors in the general Japanese adult population. J Epidemiol. 2000; 10: 79-86.
2) Komada Y, Nomura T, Kusumi M, et al. Correlations among insomnia symptoms, sleep medication use and depressive symptoms. Psychiatry Clin Neurosci. 2011; 65: 20-9.
3) Rudolph U, Crestani F, Benke D, et al. Benzodiazepine actions mediated by specific gamma-aminobutyric acid (A) receptor subtypes. Nature. 1999; 401: 796-800.
4) Guilleminault C. Benzodiazepines, breathing, and sleep. Am J Med. 1990; 88 (3A): 25S-28S.
5) Roth T, Roehrs T, Witting R, et al. Benzodiazepines and memory. Br J Clin Pharmacol. 1984; 18 (Suppl 1): 45S-49S.
6) Noyes R Jr, Garvey MJ, Cook B, et al. Controlled discontinuation of benzodiazepine treatment for patients with panic disorder. Am J Psychiatry. 1991; 148: 517-23.

7) Voshaar RC, Couvée JE, Van Balkom AJ, et al. Strategies for discontinuing long-term benzodiazepine use: meta-analysis. Br J Psychiatry. 2006; 189: 213-20.
8) Ashton H. The treatment of benzodiazepine dependence. Addiction. 1994; 89: 1535-41.
9) Mancuso CE, Tanzi MG, Gabay M. Paradoxical reactions to benzodiazepines: literature review and treatment options. Pharmacotherapy. 2004; 24: 1177-85.
10) Thase ME. Antidepressant treatment of the depressed patient with insomnia. J Clin Psychiatry, 1999; 60 (Suppl 17) : 28-31; discussion 46-8.
11) Richardson GS, Roehrs TA, Rosenthal L, et al. Tolerance to daytime sedative effects of H1 antihistamines. J Clin Psychopharmacol. 2002; 22: 511-5.

〈松井健太郎, 井上雄一〉

• 第 3 章 • 　治療における抗不安薬の意義と使い方

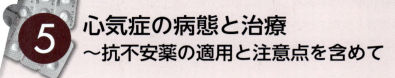

5 心気症の病態と治療
～抗不安薬の適用と注意点を含めて

　人は，何かに夢中になっている時には，自分の体や心の状態に関心を向けることはあまりない．何らかの契機に，心身の状態が気になることがあるが，短時間のうちにそのことを忘れて日常生活に戻るのが一般的である．しかし，このような心身の不調に関心が向けられている状態が長期にわたり，これにこだわり続けるために，日常生活に障害をきたしている場合，これを心気症と呼ぶ．このような状態を自らが問題視し，精神科を直接受診することはまずなく，内科など一般身体科を頻回に受診するなかで，治療や対応が難渋し，精神科に紹介される場合が通例である．この病態については様々な角度から多くの議論がなされているところであり，本節では多面的に心気症をとらえながら，その治療場面における薬物療法の役割について整理したい．

I 心気症の定義

　DSM による心気症の定義は，自分が重篤な病気にかかることへの不安，または病気にかかっているという観念への囚われであり，この囚われは，医師による適切な評価により問題ないと保証されたにもかかわらず持続するとされている．ICD では，囚われの部分が強調されず，後半部分が強調されているという違いがある．

　このような DSM や ICD といった操作的診断基準は，明確かつ容易に正しい診断を行うには非常に有用である一方で，精神病理学的な心理特性に触れられておらず，心気症の実態としては，表面的すぎる印象が否めない．

　笠原らは心気症を，「A 心身の些細な不調にこだわり，時にそれが重大な疾患の徴候ではないかと恐れる」「B 徹底的な身体的検査によっても患者の訴えに相当する異常所見は認められない」と定義し，①疾病固執型，②自律

神経症状型，③多訴型，④疼痛型に分類した．現在では②は心身症，④は疼痛性障害と分類すべきであろうが，A，Bの定義については，臨床医として治療にたずさわる医師にとっては，有用なものであろう[1]．

II 病因論

　心気症には以下の6つの要素があると考えられる．①身体的違和感の存在，②この違和感への囚われ，③重大な病気ではないかという恐怖感，④この身体的違和感と重大な病気への恐怖感を身近な人々に訴え続ける，⑤病気はないとする医師の保証があっても，明らかに存在する自分の苦痛体験により患者は医師の見解を受け入れられない，⑥身近な人々や医師にさえも自分の苦痛が受け止められていないという孤独感や孤立感を痛感する[2]．

　これらは心気症患者の症状を客観的に記述する上で重要な項目となるが，心気症患者の本質的な苦痛はこれらの客観的症状の奥に潜んでいる．すなわち，①や②のような身体的な不調にこだわらなければならない心境，③のような重い病気を恐れる頼りない不安な心理状態，④のような形を通して周囲の者にすがりつこうとする態度，そしてこのような症状の形でしか自分の欲求を表明できない心境である．少なくともこれらの本質的苦痛の存在を理解しておかなければ，我々は心気症患者に治療者として受け入れられることすらできず，⑤や⑥のように，ただ患者を否定し苦しめる存在でしかなくなるであろう．

　これらのことを理解した後に，心気症をより深く理解する上で有用と思われるいくつかのモデルを紹介する．

　DSMの心気症の診断基準には，その症状が身体症状についての誤った解釈を反映しているとある．しかし，これまでの多くの報告で，心気症患者は，身体感覚を誇張し認識していると指摘されており，身体的不快感についての閾値や耐性が低いと考えられている．例えば，心気症患者は，正常な腹部圧を腹痛として知覚するが，これは身体感覚に関する誤った認知様式のために，それを誇張的に解釈し心配してしまう[3]．

　心気症は，社会的学習モデルとしても理解できる．そのモデルでは，心気症状は，克服しにくい解決困難な問題に直面している人の疾病役割に対する

承認の要求と考えられ，疾病役割はその状況から逃れる道を提供してくれるというものである．病気の患者であれば，過度な責務を逃れ，受け入れたくない難題を後回しにすることを許されるからである．

心気症はまた，他の精神疾患の変形であると考えることもできる．心気症患者の8割はうつ病もしくは不安障害に罹患しているので，それらの身体化症状と考えられる．

さらに精神力動的側面からは，心気症は，他者への攻撃的・敵対的願望が，抑圧や置き換えといった防衛機制により身体愁訴へ転換されていると解釈される．心気症患者の憤りは，過去の失望や拒否，喪失に基づいており，患者は身体的愁訴を通じ援助や関心を求めるが，結果的には効果がないものとしてそれらを否定，あるいは拒否することにより，現在に憤りを表出する．心気症はまた，罪悪感に対する防衛，本質的な悪の感覚，低い自尊心の現れ，自己への過度の囚われとして考えられる．このように，疼痛などの身体症状は，罪の償い（＝打ち消し）という意味を持ち，患者の過去の悪行や邪悪で罪深いものであるという感覚に対する当然の懲罰として経験される．

III 診断

DSM-IV-TRにおける心気症の診断基準は，患者が自分は重篤な身体疾患に罹患しているという誤った信念に囚われていること，および身体的徴候や身体的感覚についての誤った解釈に基づく信念に囚われていることである．内科的検査や神経学的検査に病的所見がないにもかかわらず，少なくとも6ヵ月間そうした確信が続いていることが必要である．診断基準ではまた，その疾患への囚われが，精神病的な妄想というほど強固ではなく，身体醜形障害と診断されるほど，対象が外観に限局的でないことが必要である[2]．

IV 臨床症状

「医師の保証を受け入れることを拒否する」という点においては妄想性障害（パラノイア）と心気症は一見似ている．心気症（hypochondriasis）という用語は，季肋部（hypochondrium）に由来し，この疾患を持った患者の多

くが，腹部の愁訴を認めることから派生したものであるといわれている．病因論の項目でも述べたように，心気症患者は明確に身体的不調感を有しており，妄想のように何もないところに異常な知覚をして病的な確信に至っているのではない点，および重い病気にかかっているのではないかという疾病恐怖が前景化しているという点で客観的に区別できる．妄想性障害のような精神病性障害との最も明らかな違いは，やはり神経症的特徴であろう．すなわち，これも病因論で述べたが，心気症の本質は内的葛藤の表現であり，他者に向かって自分の身体的不調や苦痛を訴え続けることでしか，自分の心理的苦痛を表現できない状態そのものが，心気症治療の対象となるべき症状であるということである．

しかし，この内的葛藤に触れることは容易ではなく，心気症患者は，心気的訴えを何度となく繰り返し続ける．にもかかわらず，もしもその葛藤に触れるような場面が訪れれば，とめどない悩み，恨み，嘆きが噴出され，制御不能に陥るのである．つまり，心気症患者にとって，心気症状は防衛であり，いかに他者から否定されても，この盾を捨てて生きることはきわめて困難な状況に置かれているのである．

 ## 鑑別診断

当然のことであるが，心気症は精神疾患以外の身体疾患との鑑別が必要となる．患者は精神科医の診療を受ける以前に，身体的精査を受けて疾患の存在を否定されているわけであるが，特に診断が容易ではない神経変性疾患，内分泌疾患，膠原病，腫瘍性疾患などが潜んでいることもあるため注意を要する．

心気症と身体表現性障害は，精神病理学的にいえば，心的葛藤の身体症状による表現という点で類似している．心気症では病気への恐怖が強調されるのに対し，身体化障害では多くの身体症状を伴い，それについての関心が強調されるという点である．心気症状は，大うつ病性障害や不安障害においても生じ，二次的心気症状と言われる．うつ病の初期には，不定愁訴に近い不調感を中心とした身体体験が存在する．抑うつ症状が進行すると，関心の範囲が狭くなり，自己の健康に対して囚われたり，対他的配慮に欠けた言動な

どが出現したりするが,この囚われが身体的不調へ向けば,これは心気症状としてしきりに他者へ訴えられることとなる.さらに退行期におけるうつ病では,実際に身体機能が低下し,自分の老いに対する現実直面回避として,心気症状がしばしば顕著となる[2].

心気症状は統合失調症などの精神病性障害でも出現することがある.パラノイアとの鑑別に関しては前述した.統合失調症における心気症状は,自我の解体的危機状況における防衛機制としての役割を担うことがあり,この症状を排除しようとすれば,解体へ向かうこともあるため,治療的介入には慎重を要する[2].

心気症は,症状を実際に体験しているという点において,虚偽性障害や詐病などとも区別される[2].

VI 治療

心気症患者は,精神医学的治療に抵抗するのが一般的であるため,入念な計画のもとに治療構造を構築していくべきである.

心気症の治療では,患者が囚われている身体症状への呪縛から,いかにして患者の精神を解放するかが課題である.人間は本来自分の体は自分の意志で自由に制御できるものと自覚しているが,心気症患者は身体症状によって自分というものが支配されてしまっているからである.

病因論で述べたように,心気症患者は身体的不調を誇張的に認識し,重大な疾病への恐怖を感じ,それらを身近な他者や医師に対してしきりに訴えるが,これを受け入れてもらえないという状況にある.これは一見病的なサイクルのようにみえるが,患者はこの状況によって防衛されているのである.このような症状に対して治療的アプローチを行うということは,患者の「絶妙な」バランスを崩していくことにほかならない.したがって,患者の表面的な症状,例えば疾病恐怖のみを取り上げて,これを除去しようとする働きかけなどは,反治療的な試みとなり,患者の防衛をより一層強固なものにしてしまう,すなわち症状の増悪を意味する.

このように考えると,治療的アプローチとして必要な姿勢とは,症状を取り除く態度ではなく,患者にとって心気症状が必要なくなる状況をつくり上

げるための手助けをするという態度であることが理解できるであろう．ただしこの試みのなかで，心理的問題と身体的不調との関連性について，患者に納得させる努力に関しては慎重に行う必要がある，なぜならば，もし患者が，心気症という防衛機制を非難されたかのように受け取ったならば，治療者は患者との信頼関係を失い，その役割を果たすことが困難となるからである[3]．

　心気症患者に受け入れられやすい治療構造としては，内科的対応が可能な状況のなかで，心理社会的ストレス因子の縮小と，慢性疾患への対処についての疾患教育に焦点が当てられるものである．このような治療構造のなかでは，不安を縮小し，社会的機能を充実させていくことにより，症状そのものに焦点を絞らずに不安感・恐怖感を軽減していくことが可能となる．

　このような治療構造のなかで，抗不安薬は一定の役割を果たすことができる．すなわち，不安感や恐怖感を抗不安薬により軽減することにより，患者は身体症状への依存から一歩を踏み出せるようになる可能性がある．しかし，この抗不安薬使用については大きな落とし穴に留意しなければならない．すなわち，抗不安薬により不安が軽減されることを学習した患者は，身体症状への依存から抗不安薬への依存へと変化するだけにとどまり，かえって乱用や過量服薬などの問題を生じる可能性がある．このため，できうる限り長時間作用型の抗不安薬を，必要な場合のみ慎重に少量投与し，過剰に薬物に頼らない治療が必要となる．特に高齢者に対しては，家族に依頼し，服薬管理を徹底させることが望ましい．

　また，海外におけるRCTでは，心気症に対するSSRIの短期的，そしてより長期的な有効性が検証されており，現在ではこれが第一選択的治療とされている．しかしこの場合でも，あくまで補助的な使用であり，主には抑うつや不安・焦燥など随伴する精神症状，あるいは頑なな認知面の修正を対象とするものである．すなわち併存する不安障害や大うつ病性障害などが薬物反応性である場合には，間接的に心気症状を軽減できる場合があり，SSRIに代表される抗うつ薬も治療の一翼を担うことができる．しかし概して心気症患者は，服薬に対して抵抗的であり，副作用についても敏感であることから，その選択や説明には十分な配慮と注意を要する．

　適切な治療構造の構築に成功し，患者の治療的動機づけが良好となった場

合には，洞察指向の精神療法や認知行動療法なども有効となる場合がある．
　すべての治療法に共通する点として，治療者が患者の疾病行動を強化しないように，また問題解決にあたって疾病役割を取らないように，ストレスに対する援助を行わなければならない[2]．

おわりに

　心気症の病態や診断，そして治療などについて概説した．特に治療では，患者の執拗な身体への囚われや疾病への恐怖など典型的病像の背景にある心理的・環境的要因の理解がまずは重要となる．そのような理解に基づいて，患者の自尊心にも配慮した共感的治療構造を構築しようとすることは，認知行動療法など非薬物的治療への導入を可能とし，必要に応じて実施される抗不安薬などの薬物治療の有効性や安全性を高める上でも不可欠なものである．その際には，患者の持つ依存傾向に十分に注意し，適切な薬剤の選択や使用を心がけなければならない．

文 献

1) 笠原敏彦．ヒポコンドリーの亜型分類．ヒポコンドリー（心気）．In: 髙橋徹, 編. 東京: ライフ・サイエンス; 1994. p.15-22.
2) Sadock BJ. カプラン臨床精神医学テキスト．東京: メディカル・サイエンス・インターナショナル; 2004. p.706-8.
3) 吉松和哉. 臨床精神医学講座. In: 松下正明, 編. 第6巻 身体表現性障害・心身症. 東京: 中山書店; 1999. p.113-32.

〈林田和久，松永寿人〉

• 第3章 •　治療における抗不安薬の意義と使い方

6 心身症

A 呼吸器系

　日本心身医学会の「指針」によれば，呼吸器心身症の具体例として，気管支喘息，過換気症候群，神経性咳嗽，喉頭けいれん，慢性閉塞性肺疾患などが示されている[1]．そこで，本節では過呼吸症候群，気管支喘息に限って，抗不安薬の使用方法について説明する．

I 過呼吸症候群

　過呼吸症候群は，過呼吸による呼吸性アルカローシスによって生ずる動悸・胸痛・しびれ・意識障害などの一連の症状群である．原因として，基本的には不安感があるし，発作時も不安感・恐怖感が強くなるので，発作時・発作間欠期として抗不安薬を使うことが多い[2]．パニック障害の一つの臨床症状になることもある．

1 過呼吸発作時

　まず発作時には，①安心させ，腹式呼吸を指導する，②「酸素が少なくなることはないから」と説明し，紙袋再呼吸法を試行する．そのため，発作間欠期の患者に対して，紙袋をいつも携行し，過呼吸が起こりそうな時には，「大丈夫」と自分に言って聞かせ，その上で腹式呼吸やゆっくりした深呼吸をしたり，発作が悪くなりそうな時には，実際に紙袋再呼吸法をやってみるように指導するのは非常に効果的である．
　病院などでもまったく同じように対応して，その上で，効果がないようなら抗不安薬を投与する．

注射なら，ジアゼパム（セルシン®，ホリゾン®）5〜10 mgを筋注または2分程度で呼吸を観察しながら静脈注射する．ジアゼパム（セルシン®，ホリゾン®）の静脈注射は即効性があるが，注意しなければならないのは，舌根沈下や呼吸抑制である．

次に，抗不安薬の経口投与があるが，いずれの薬剤も，吸収されて効果が発現するまでは数十分間かかるので，上記の，①安心させ，腹式呼吸を指導する，②紙袋再呼吸法を試行する，の間に服薬させるのがよい．具体的には，

Rp) アルプラゾラム（ソラナックス®，コンスタン®）：0.4〜0.8 mg 内服
Rp) ロラゼパム（ワイパックス®）：0.5〜1 mg 内服

が考えられる．また，不安のために頻脈になり，それがまた不安感を助長させることも考えられるので，β遮断薬を使用することもある．β遮断薬のなかでは，

Rp) カルテオロール（ミケラン®）：5 mg 内服

があまり血圧を下げないので使いやすい．ただし，診療報酬上では「心臓神経症」の病名が必要になる．

2 発作間欠期

さて，過呼吸症候群の発作間欠期の抗不安薬療法としては，選択肢はふくらむ．一般診療でよく使われる薬剤は，ベンゾジアゼピン系抗不安薬，SSRI（選択的セロトニン再取り込み阻害薬），β遮断薬，5-HT$_{1A}$受容体部分作動薬，などがあり，表1に示した．

不安や恐怖は，扁桃体が発信源と考えられている．扁桃体への情報入力には直接的なものと前頭前野や海馬を経由してきた間接的なものがあり，これらの情報が扁桃体において不安・恐怖と判断されると各部位に伝達されて，不安症状が発現すると考えられている．一方，γ-アミノ酪酸（GABA）やセロトニンは，扁桃体への情報入力を阻害することによって不安・恐怖を抑制する物質である．ベンゾジアゼピン系抗不安薬はGABA神経系に作用して不安・恐怖を抑制する．5-HT$_{1A}$受容体部分作動薬およびSSRIは，セロトニン神経系に作用することによって，不安・恐怖を抑制する物質である．

3 治療における抗不安薬の意義と使い方

表1 過呼吸症候群の発作間欠期の抗不安薬療法

1. ベンゾジアゼピン系抗不安薬
   ① クロチアゼパム（リーゼ®）1日15 mg，分3
   ② エチゾラム（デパス®）1日1.5～3 mg，分3
   ③ ロラゼパム（ワイパックス®）1日1.5～3 mg，分3
   ④ アルプラゾラム（ソラナックス®，コンスタン®）1日1.2～2.4 mg，分3
   ⑤ ロフラゼプ酸エチル（メイラックス®）1日1～2 mg，分1～2
2. SSRI（選択的セロトニン再取り込み阻害薬）
   ① セルトラリン（ジェイゾロフト®）1日25～100 mg，分2～4
   ② パロキセチン（パキシル®）1日20～40 mg，分2
3. $5\text{-}HT_{1A}$ 受容体部分作動薬
   タンドスピロン（セディール®）1日30 mg，分3
4. β遮断薬
   カルテオロール（ミケラン®）1日15 mg，分3

　まずは，ベンゾジアゼピン系薬剤の内服であるが，これは数多くの選択肢がありどれも使いやすい．しかし最近，ベンゾジアゼピン受容体にも$\omega1$，$\omega2$の2種類があることがわかってきた．それを考慮すると，抗不安作用が得られ，ふらつきや足のもつれなどの副作用が少ないものは，「$\omega1$選択性が高い」薬物で，例えば，

> Rp）ロラゼパム（ワイパックス®）：1日1.5～3 mg，分3

などが理想的である．
　次に，SSRI（選択的セロトニン再取り込み阻害薬）がある．例えば，診療報酬上では「パニック障害」という病名が必要になるが，

> Rp）セルトラリン（ジェイゾロフト®）：1日25～100 mg，分2～4
> Rp）パロキセチン（パキシル®）：1日20～40 mg，分2

などが考えられる．SSRIの処方の際には，最初の数日間は，制吐剤を組み合わせて処方することが多い．
　次に，$5\text{-}HT_{1A}$受容体部分作動薬がある．本剤は，ベンゾジアゼピン系薬剤の欠点を克服すべく開発されたもので，依存性がなく，筋弛緩作用や鎮静作用による有害作用も認められず，きわめて安全性の高い薬剤である．し

がって，眠気やふらつきもないことになる．アルコールとの交差耐性も認められないので，理想的ではあるが，効果発現までに 3 ～ 6 週間かかることと，やや作用が弱いという印象がある．タンドスピロン（セディール®）が唯一の薬剤である．

> Rp) タンドスピロン（セディール®）：1 日 30 mg，分 3

が考えられる．

最後に，β遮断薬がある．「心臓神経症」の病名が必要になるが，

> Rp) カルテオロール（ミケラン®）：1 日 15 mg，分 3

があまり血圧を下げないので使いやすい．

II 気管支喘息

気管支喘息への心身医学的治療を考える際に，性格傾向から次の 2 つの型があり，それに合わせてアプローチを考えるようである．1 つは心身症型で，失感情症や過剰適応があり，身体的苦痛を抑えることが多く，喘息も慢性持続型のことが多い．一方，神経症型は不安が強く，喘息は発作型でより重症感を伝えるようだ[3]．

気管支喘息への心身医学的治療は，心理教育，生活指導，自己モニタリング，その他の専門心身医療が行われる[4]．もしも抗不安薬を使うのなら，上記の神経症型である．表 1 中でいえば，ベンゾジアゼピン系抗不安薬と 5-HT_{1A} 受容体部分作動薬がある．どれも使いやすいと思われる．

おわりに

抗不安薬には様々なものがある．しかし，あえて，本節で呼吸器系疾患への抗不安薬療法を扱うならば，呼吸抑制のないタンドスピロン（セディール®）はもっと注目されなければならないと思われる．

文献

1) 江花昭一. 呼吸器心身症の種類と心身相関の考え方. 心身医学. 2013; 53: 113-9.
2) 中山孝史. 過呼吸症候群. In: 久保千春, 中井吉英, 野添新一, 編. 現代心療内科学. 東京: 永井書店; 2003. p.329-37.
3) 木原廣美, 吾郷晋浩. 喘息の心理社会的背景. Medical Practice. 1986; 3: 804-5.
4) 橋爪　誠. 気管支喘息. In: 久保千春, 中井吉英, 野添新一, 編. 現代心療内科学. 東京: 永井書店; 2003. p.317-28.

〈保坂　隆〉

循環器心身症治療における抗不安薬の意義と使い方

　循環器心身症とは，心理社会的因子により循環器系に機能的あるいは器質的障害を生じ，心身医学的アプローチが必要な病態であり，虚血性心疾患（心筋梗塞，狭心症），本態性高血圧，起立性調節障害，心臓神経症などが含まれる．

　近年，不安やストレスが自律神経系-内分泌系-免疫系の変化を通じて，心血管系に影響を与えることが明らかとなっている[1]．不安やストレスは，交感神経機能の亢進を通じて心筋虚血や心拍変動係数の低下，心室性不整脈の出現を惹起し，視床下部-下垂体-副腎皮質軸を通じて糖質コルチコイドの分泌を促進することで，肥満や内臓脂肪の蓄積，高血圧などを起こしやすくする．さらに，免疫系では炎症性蛋白の増加やサイトカイン放出を促すことで血管を傷害し，動脈硬化を進展させると考えられている．

　治療においては，心理社会的ストレスへの十分な配慮を行いながら，自律訓練法やリラクゼーション療法，抗不安薬を中心とした薬物療法が一般的に行われている[2]．抗不安薬にはベンゾジアゼピン系（以下，BZ系）抗不安薬，アザピロン系抗不安薬，抗うつ薬，β遮断薬が含まれるが，本節では循環器心身症に適応のある抗不安薬について，その意義や使い方，使用上の注意点について概説していく．

I 循環器心身症に用いられる抗不安薬

　循環器心身症治療において，抑制性神経伝達物質であるγ-アミノ酪酸（GABA）の作用を増強するBZ系抗不安薬，5-HT_{1A}受容体に作用するアザピロン系抗不安薬が臨床上用いられることが多い[3]．

　BZ系抗不安薬は，$GABA_A$受容体を介して抗不安，鎮静，筋弛緩，抗けいれんなどの薬理作用を発現する．1錠あたりの抗不安作用は薬剤間でほとんど差がないため，一般的に各薬剤の特性や薬物動態の差を考慮して薬物を選択する．本邦では約20種類のBZ系抗不安薬が承認されており，そのうち心身症治療に適応のあるものを表1にまとめた．BZ系抗不安薬は速やか

3 治療における抗不安薬の意義と使い方

表1 心身症に対する効能・効果があるベンゾジアゼピン系抗不安薬

分類	力価	一般名	商品名	心身症に対する効能・効果
短時間型	高	エチゾラム	デパス	心身症（胃・十二指腸潰瘍，高血圧症）における身体症候ならびに不安・緊張・抑うつ・睡眠障害
	低	クロチアゼパム	リーゼ	心身症（消化器疾患，循環器疾患）における身体症候ならびに不安・緊張・心気・抑うつ・睡眠障害
		フルタゾラム	コレミナール	心身症（胃・十二指腸潰瘍，慢性胃炎，過敏性腸症候群）における身体症候ならびに不安・緊張・抑うつ
中時間型	高	ロラゼパム	ワイパックス	心身症（自律神経失調症，心臓神経症）における身体症候ならびに不安・緊張・抑うつ
		アルプラゾラム	ソラナックス / コンスタン	心身症（胃・十二指腸潰瘍，過敏性腸症候群，自律神経失調症）における身体症候ならびに不安・緊張・抑うつ・睡眠障害
	中	ブロマゼパム	レキソタン	心身症（高血圧症，消化器疾患，自律神経失調症）における身体症候ならびに不安・緊張・抑うつおよび睡眠障害
長時間型	高	フルジアゼパム	エリスパン	心身症（消化器疾患，高血圧症，心臓神経症，自律神経失調症）における身体症候ならびに不安・緊張・抑うつおよび焦燥，易疲労性・睡眠障害
		メキサゾラム	メレックス	心身症（胃・十二指腸潰瘍，慢性胃炎，過敏性腸症候群，高血圧症，心臓神経症，自律神経失調症）における身体症候ならびに不安・緊張・抑うつ・易疲労性・睡眠障害
		ジアゼパム	セルシン / ホリゾン	心身症（消化器疾患，循環器疾患，自律神経失調症，更年期障害，腰痛症，頸肩腕症候群）における身体症候ならびに不安・緊張・抑うつ
	中	クロキサゾラム	セパゾン	心身症（消化器疾患，循環器疾患，更年期障害，腰痛症，自律神経失調症）における身体症候ならびに不安・緊張・抑うつ
		クロルジアゼポキシド	バランス	心身症（胃・十二指腸潰瘍，高血圧症）における身体症候ならびに不安・緊張
	低	オキサゾラム	セレナール	心身症（消化器疾患，循環器疾患，内分泌系疾患，自律神経失調症）における身体症候ならびに不安・緊張・抑うつ
		メダゼパム	レスミット	心身症（消化器疾患，循環器疾患，内分泌系疾患，自律神経失調症）における身体症候ならびに不安・緊張・抑うつ
超長時間型	高	ロフラゼプ酸エチル	メイラックス	心身症（胃・十二指腸潰瘍，慢性胃炎，過敏性腸症候群，自律神経失調症）における不安・緊張・抑うつ・睡眠障害
		フルトプラゼパム	レスタス	心身症（胃・十二指腸潰瘍，慢性胃炎，過敏性腸症候群，高血圧症）における身体症候ならびに不安・緊張・抑うつ・易疲労性・睡眠障害
	低	プラゼパム	セダプラン	心身症（高血圧症，消化器疾患，自律神経失調症）における身体症候ならびに不安・緊張・抑うつおよび睡眠障害

（野村総一郎．ベンゾジアゼピン系抗不安薬・アザピロン系抗不安薬．In: 染矢俊幸，他，編．臨床

6. 心身症

用法	用量	最高血中到達時間	半減期	作用特性				
(回数/日)	(mg/日)	(時間)	(時間)	抗不安	鎮静・睡眠	筋弛緩	抗けいれん	抗うつ
3	1.5	3	6	+++	+++	++	−	+
3	15〜30	1	6	++	+	±	±	±
3	12	1	3.5	++	+	±	−	−
2〜3	1〜3	2	12	+++	++	+	−	−
3〜4	1.2〜2.4 (高齢者は1.2 mgまで)	2	14	++	++	±	−	−
2〜3	3〜6	1	8〜19	+++	++	+++	+++	−
3	0.75	1	23	++	++	++	±	−
3	1.5〜3 (高齢者は1.5 mgまで)	1〜2	60〜150	++	++	±	−	−
2〜4	4〜20	0.5〜1.5	27	++	+++	+++	+++	−
3	3〜12	2〜4	11〜21	+++	+	+	−	−
2〜3	20〜60	1	6.6〜28	++	+++	+	±	−
3	30〜60	7〜9	50〜62	++	++	±	+	−
1日10〜30 mg		0.5〜1.5	2〜5	++	++	±	−	−
1〜2	2	0.8	122	++	+	±	++	−
1〜2	2〜4	4〜8	190	+++	++	++	−	−
2〜3	10〜20	0.6〜2.0	94	++	++	±	−	−

精神神経薬理学テキスト改訂 第2版. 東京: 星和書店; 2008. p.221-31を改変)[3]

に吸収されるものが多く，1時間前後で最高血中濃度に達する．とりわけジアゼパムは30分ほどで血中濃度がピークになるため，急性不安などに有効である．一方，本邦でよく用いられるエチゾラムは効果の発現がやや遅い．また，ほとんどのBZ系抗不安薬は肝臓で代謝を受けるため，肝機能低下がある場合は排泄速度が遅れる．そのような場合は，肝臓で代謝を受けないロラゼパムを選択することが多い．

BZ系抗不安薬の禁忌は，急性狭隅角緑内障や重症筋無力症の患者のほか，HIVプロテアーゼ阻害剤投与中の患者ではアルプラゾラム，ジアゼパムは禁忌となっている．その他の注意としては，アルコールとの相互作用があるため，同時併用を避けるよう指導する必要がある．さらに副作用としては，眠気，ふらつき，行動脱抑制，常用量依存，認知機能障害などがある．BZ系抗不安薬はあくまで対症療法であり，漫然と長期使用してはならない．

アザピロン系抗不安薬は，$5-HT_{1A}$受容体を介して，セロトニン遊離を促進させ，特に扁桃体の機能を抑制することにより抗不安作用を発揮すると考えられている．アザピロン系抗不安薬であるタンドスピロンは，本態性高血圧における身体症候ならびに抑うつ，不安，焦燥，睡眠障害に適応がある．半減期は1.4時間ほどと代謝回転が速く，毒性が低く安全性が高い薬物である．重大な副作用や他剤との相互作用で問題となることがほとんどないため，合併症がある症例でも用いやすい．また，BZ系抗不安薬と異なり，依存性がない，認知機能，運動機能への影響が少ないなどの利点があるが，抗不安効果は穏やかで即効性もないため，急性不安には用いにくいという欠点がある．

II 各病態における抗不安薬の意義と使い方

1 虚血性心疾患（狭心症，心筋梗塞，不整脈）

心筋梗塞や狭心症の危険因子には，糖尿病や高血圧，脂質異常症などの生物学的要因のほか，抑うつ，不安などがあり，うつ病は心筋梗塞の独立した危険因子であるだけでなく，心筋梗塞や心不全では高率にうつ病を合併し，

うつ病の合併により心筋梗塞の再発や危険な不整脈の合併が起こりやすいという報告がある[4]．虚血性心疾患は慢性疾患であり，不安や緊張，抑うつが持続する場合も多く[5]，不安の軽減を図るために抗不安薬がよく用いられる．

不眠を伴う場合は，エチゾラムなど鎮静作用が強いものが選択されることが多いが，高齢者ではふらつきや転倒の危険性があるほか，心疾患のコントロールが不十分な場合は血圧低下をきたすおそれもあるため，投与する際は慎重に検討する必要がある．副作用が心配な場合は，鎮静，筋弛緩作用が弱く，高齢者にも比較的安全に使うことができるクロチアゼパムやタンドスピロンを選択することが多い．肝機能低下を認める場合はロラゼパムを選択する[3]．

2 本態性高血圧

本態性高血圧は，精神的ストレスで血圧が上昇し，頭痛，めまい，肩こり，不眠，便通異常などの身体症状を伴うことが多い[2]．また，身体的症状に対する不安から急激な血圧上昇をきたすこともあり，降圧薬による治療だけでなく，身体症状に対する不安の軽減を図る必要がある．

アルプラゾラムは抗不安作用が強く，不安による血圧上昇や心拍数の増加に対して有効である．筋弛緩作用は強くないものの，高齢者では作用が遷延しやすいため1日用量1.2 mgを超えないように注意が必要である．また，ロラゼパムは半減期が短く，蓄積効果が少ないため，高齢者でも比較的安全に使うことができる．不眠を伴う場合は，エチゾラムが用いられることが多いが，高齢者では特に注意を要する．タンドスピロンは筋弛緩作用，抗けいれん作用，鎮静作用がほとんどなく，高齢者や合併症の多い患者にも用いやすい薬剤である．

3 起立性調節障害

起立性調節障害は，思春期前後によくみられる循環器系の自律神経失調症で，立ちくらみ，倦怠感，動悸，頭痛，失神などの症状を呈する．季節，身体疾患，様々なストレスなど心理社会的因子により増悪しやすい．生活指導や食事療法，運動療法などを行っても改善せず，イライラや不眠などの精神症状が強い場合は抗不安薬の使用を検討する[6]．

不眠や神経症的傾向が強い場合は，エチゾラム，クロチアゼパム，ロフラゼプ酸エチルなどを用いることが多いが，鎮静作用により日中の眠気をきたす場合は，タンドスピロンなど鎮静作用の弱い薬剤を選択する．しかし，小児への抗不安薬の安全性は確立されていないため，効果判定を適切に行い，副作用の出現に十分注意しながら，長期投与しないようにする必要がある．

4 心臓神経症

心臓神経症は，器質的心疾患がないにもかかわらず循環器症状を認めるもので，心臓病に対する不安，恐怖による交感神経の過剰反応が主因と考えられている[7]．精査により疾病を除外し，十分な説明と急変時の指示，患者に安心感を与えることが重要であるが，イライラや不眠などの精神症状が強いと循環器症状が悪化し，さらに不安が強まるという悪循環に陥りやすいことから不安を軽減するために抗不安薬を用いる．

メキサゾラム，フルジアゼパム，ロラゼパムは心臓神経症に適応があり，心臓神経症にみられる不安，緊張を緩和するが，鎮静，筋弛緩作用などの副作用が出現した際は，クロチアゼパムやロフラゼプ酸エチル，タンドスピロンなど筋弛緩作用が少ない薬剤に変更することが望ましい．

おわりに

抗不安薬は比較的安全に用いることができ，本節で述べたように循環器心身症に伴う不安や緊張などに効果を示す一方，本邦ではBZ系抗不安薬の大量処方や常用量依存がかねてより問題となっている．そのため，抗不安薬を用いる際は処方目的を明確にし，漫然と長期使用しないよう十分配慮する必要がある．

文献

1) Tully PJ, Cosh SM, Baune BT. A review of the affects of worry and generalized anxiety disorder upon cardiovascular health and coronary heart disease. Psychol Health Med. 2013; 18: 627-44.
2) 渡辺尚彦, 小寺郁子, 橋本俊彦. 循環器心身症およびその関連病態の診断と治療. 日心療内誌. 2006; 10: 203-8.
3) 野村総一郎. ベンゾジアゼピン系抗不安薬・アザピロン系抗不安薬. In: 染矢俊幸, 他編. 臨床精神神経薬理学テキスト改訂 第2版. 東京: 星和書店; 2008. p.221-31.
4) Gillian LS, Jeff CH. The impact of mental illness on cardiac outcomes: A review for the cardiologist. Int J Cardiology. 2009; 132: 30-7.
5) 保坂 隆. 虚血性心疾患. In: 上島国利, 他編. 改訂レジデントハンドブック・Case Study 抗不安薬・睡眠薬・抗うつ薬・気分安定薬の使い方. 東京: アルタ出版; 2008. p.288-91.
6) 石谷暢男. 起立性調節障害. In: 上島国利, 他編. 改訂レジデントハンドブック・Case Study 抗不安薬・睡眠薬・抗うつ薬・気分安定薬の使い方. 東京: アルタ出版; 2008. p.57-63.
7) 浜重直久. 心臓神経症. 治療. 2004; 86（増刊号）: 537-8.

〈折目直樹, 鈴木雄太郎〉

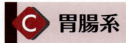 胃腸系

　我々が日常接する多くの身体疾患は，程度の差こそあれ，それぞれの患者の抱える心理社会的要因によって大きな影響を受けている．

　身体症状を主とし，その診断や治療に心理社会的配慮が重要な意味を持つ病態を心身症と呼ぶ．日本心身医学会では，「心身症とは身体疾患の中で，その発症や経過に心理社会的因子が密接に関与し，器質的ないし機能的障害の認められる病態をいう．ただし，神経症やうつ病など他の精神障害に伴う身体症状は除外する」と定義している[1]．

　消化器心身症として，胃・十二指腸潰瘍，慢性胃炎，機能性胃腸症（functional dyspepsia：FD），過敏性腸症候群（irritable bowel syndrome：IBS），潰瘍性大腸炎，心因性嘔吐，呑気症，食道アカラシアなどがあげられる．

　1980年以降，消化管運動の研究が進み，さらに内臓知覚をはじめとする様々な消化管の機能が研究対象となった．1988年，消化器症状を呈しながらその病態を説明しうる明らかな所見を同定できない一連の疾患群を，機能性消化管障害（functional gastrointestinal disorders：FGIDs）として体系づけられるようになり，その診断基準がRome診断基準としてまとめられた．Rome委員会委員長Drossmanは，FGIDs発症のメカニズムは単に末梢の消化管の機能異常だけではなく，遺伝要因，環境要因，心理社会要因，生活行動などが影響している，つまり，脳-腸相関が重要な役割を果たしていると述べている[1,2]．

　本節では，FGIDsのコンセプトモデルに関し触れた後，FGIDsの代表ともいえるFDとIBSを中心にその対応や抗不安薬を含めた薬物療法の意義を述べる．

I FGIDsの一般論

　図1にDrossmanによるFGIDsのコンセプトモデルを示した[3]．これはFDとIBSに共通するモデルと考えてよく，様々なデータにより，FGIDsの

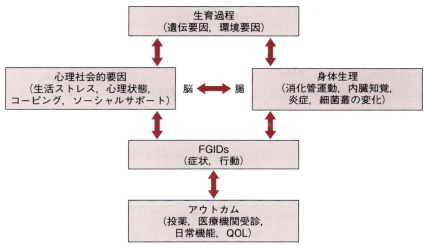

図1 FGIDs のコンセプトモデル
FGIDs: functional gastrointestinal disorders
(Drossman DA. Gastroenterology. 2006; 130: 1377-90 の図を基に改変)[3]

アウトカムにつながる症状や行動様式に，生育過程，心理社会的要因，身体生理の異常が指摘されている[3]．

　心身症全般に共通することであるが，心身症に対する治療法は，一般的な身体療法を基礎として，その病状に応じて，生活指導，薬物療法，各種の心理療法などが行われる．心理療法には，カウンセリング，精神分析療法，自律訓練法，認知療法，行動療法，交流分析などが知られている．薬物療法としては，抗不安薬，抗うつ薬，睡眠薬などの向精神薬が使用される[1〜3]．

II 機能性胃腸症（FD）

　FD は，上腹部（心窩部）痛，食後の胃のもたれ感，食思不振などの上部消化管症状が，持続性，反復性にみられ，内視鏡的には器質的疾患を認めない FGIDs の 1 つである[1〜3]．

　FD は本邦では，従来「上腹部不定愁訴」や「いわゆる慢性胃炎」として治療されてきたもので，当初は，non-ulcer dyspepsia（NUD）と呼ばれていた[1, 2]．2006 年に新しい診断基準として Rome III 基準が公表され，さらに，2013 年

3月にアコチアミドが適用薬として保険収載された点でも注目を浴びている.

　症状から，食後愁訴症候群（post-prandial distress syndrome：PDS）と，心窩部痛症候群（epigastric pain syndrome：EPS）の2群に分類される．PDSは煩わしい食後胃部膨満感と摂食早期の飽満感の2タイプに分かれ，診断の6ヵ月以上前に症状が発現し，診断前3ヵ月間は週に数回以上発症していることが基準である．EPSは食事摂取と関連性のない心窩部痛と心窩部灼熱感の2タイプがあり，症状が間欠的で心窩部周囲の局所性であり，排便で軽快せず，胆道ジスキネジアの診断基準を満たさないこととされている．診断の6ヵ月以上前に症状が発現し，診断前3ヵ月は週に1回以上発生していることが基準である[1〜3]．

　死に至る疾患ではないが，患者のQOLが著しく損なわれ，不快を伴う割に，器質的疾患が認められないため，医療者は疾患として軽視する傾向にある．患者は「気のせい」などと言われると，「こんなに苦しいのになぜわかってもらえないのか」と不満を感じ，ドクターショッピングの悪循環に陥ることも多い．

　診療にあたっては，受容，傾聴，共感の基本的態度が最も重要となる．

　器質的検索後，FDと診断されれば，患者に癌などの重篤な器質的疾患でないことを十分に説明し，症状の本質に対する理解を促す．それだけで症状が軽減する症例が少なからず存在する[2]．

　さらに，生活習慣の改善をめざし，規則正しい睡眠覚醒リズム，規則正しい食事を基本に，アルコール，喫煙は控え，刺激物を避け，適度な有酸素運動を勧める．動悸，イライラ感，不眠などの交感神経緊張状態が，それで改善することも多い[2]．

　十分な病態の説明と生活指導を行った上で，現在FDに保険適用のある薬剤であるアコチアミドを使用する[2]．

　アコチアミドはアセチルコリンエステラーゼ阻害薬に分類される．ほかに，適用外使用であるが，漢方の六君子湯，選択的セロトニン（5-HT_4）作動薬のモサプリド，ドパミン（D_2）受容体遮断薬のイトプリド，ドンペリドンが適宜組み合わせで使用される場合が多い[2]．

　さらに，上記以外に，適用外使用であるが，ヒスタミン（H_2）受容体拮抗

薬のファモチジン，ニザチジン，ラニチジン，あるいはプロトンポンプ阻害剤のラベプラゾール，ランソプラゾール，エソメプラゾールが適宜組み合わせで使用される傾向にある[2]．

　これらの薬剤は，それぞれ副作用，薬物相互作用，薬物代謝酵素阻害が異なるため，併用には十分な注意が必要である．

　FD に，抑うつ傾向，不安症状を伴う場合，選択的セロトニン再取り込み阻害薬（フルボキサミン，パロキセチン，セルトラリン，エスシタロプラム）や抗不安薬が使用される[1,2]．

　表 1 に抗不安薬と適用症を示した．FD を消化器疾患心身症ととらえれば，適用があるのは，クロチアゼパム，ブロマゼパム，ジアゼパム，メダゼパム，フルジアゼパム，オキサゾラム，クロキサゾラムの 7 種のベンゾジアゼピン（BZ）系抗不安薬のみとなる．厳密には適用外であるが，広く胃・十二指腸潰瘍も入れると，エチゾラム，フルタゾラム，アルプラゾラム，クロルジアゼポキシド，メキサゾラム，フルトプラゼパム，ロフラゼプ酸エチル，タンドスピロンクエン酸塩が追加される．

III 過敏性腸症候群（IBS）

　IBS は慢性に腹痛あるいは腹部不快感があり，便秘あるいは下痢などの便通異常を伴い，排便によって腹部症状が改善するもので，その症状を説明する器質的疾患を内視鏡などで認めない FGIDs の一つである．IBS の主な症状は，腹痛・腹部不快感，下痢・便秘などの便通異常である[4]．それらが，反復性の経過をたどり，症状の発現・増悪にはストレスが密接に関与している．これらの症状により，IBS 患者は症状に対して強い苦痛を感じており，QOL が著しく低下し，社会生活を行う上で大きな障害となっている．2006年に Rome III 基準が改訂され，本邦でも 2006 年，2014 年に心身症診断・治療ガイドラインが公表されている[1,2,4]．

　診断と治療の初期段階は FD の項に準じる．IBS の場合，FD よりさらなる食事指導として，高繊維食，低脂肪食，乳酸菌・ビフィズス菌含有食品などが推奨される．

　薬物療法としては，高分子重合体（ポリカルボフィルカルシウム），中枢

作用のないオピオイド刺激薬であるマレイン酸トリメプチン,セロトニン(5-HT$_3$)受容体拮抗薬であるラモセトリンなどを適宜組み合わせて使用する.さらに優勢症状に基づいて,保険適用外であるが,モサプリド,イトプリド,乳酸菌製剤,抗コリン薬,便秘薬を使用する[1,2,4].

 FDと同様,IBSに,抑うつ傾向,不安症状を伴う場合,選択的セロトニン再取り込み阻害薬(フルボキサミン,パロキセチン,セルトラリン,エスシタロプラム)や抗不安薬が使用される[1,2,4].

 IBSに保険適用のある抗不安薬は,表1にも示したが,エチゾラム,ロラゼパム,クロルジアゼポキシド,クロラゼプ酸二カリウム以外のBZ系薬である.

表1 抗不安薬とその適用症

作用時間による分類	一般名	商品名	1日用量(mg)	消失半減期(時間)
短期作用型	エチゾラム クロチアゼパム フルタゾラム	デパス® リーゼ® コレミナール®	1.5～3 15～30 12	6 4～5 3.5
中期作用型	ロラゼパム アルプラゾラム ブロマゼパム	ワイパックス® ソラナックス®,コンスタン® レキソタン®,セニラン®	1～3 1.2～2.4 3～15	12 14 8～19
長期作用型	クロルジアゼポキシド ジアゼパム メダゼパム クロラゼプ酸二カリウム フルジアゼパム オキサゾラム クロキサゾラム メキサゾラム	バランス®,コントール® ホリゾン®,セルシン® レスミット® メンドン® エリスパン® セレナール® セパゾン® メレックス®	20～60 4～20 10～30 9～30 0.75 30～60 3～12 1.5～3	6.6～28 27～28 2～5 24 23 30～60 11～21 60～150
超長期作用型	フルトプラゼパム ロフラゼプ酸エチル	レスタス® メイラックス®	2～4 2	190 122
アザピロン系	タンドスピロンクエン酸塩	セディール®	30～60	1.2

抗不安薬使用の意義

抗不安薬は，第一に，現実的で一時的なストレスによって生じた不安・緊張に基づく心身の反応に対して使用される．不安，緊張は，動悸，頻脈，呼吸困難感，下痢，腹痛，嘔気，食欲不振，頻尿，口渇，めまい感，肩こり，頭痛，発汗などの身体症状となって現れるので，抗不安薬はこれらの身体症状を緩和することが期待できる[1]．

第二に，不安・緊張と身体症状の間に形成された悪循環を断つために使用される．心身症では身体症状に伴う不安や抑うつなどの精神症状が身体症状の増悪を起すので，抗不安薬による不安の軽減が身体症状をも軽減できることが期待できる[1]．

第三に，心身症極期には対症療法に終始しがちであるが，抗不安薬によ

力価	心身症			自律神経失調症	神経症	うつ病における不安・緊張	各疾患に伴う睡眠障害
	胃・十二指腸潰瘍	過敏性腸症候群	高血圧症				
高	○		○		○	○	○
低	◎	◎	○				○
低	○	○					
高				○	○		
高					○		○
中	◎	◎	○		○	○	
中						○	
高	◎	◎	○		○	○	
低				○	○		
低					○		
高	○	○	○				○
低	◎	◎	○				○
中	○	○	○				○
高	○	○					○
高	○	○		○	○		○
高				○	○		○
	○	○		○	○		○

(注：◎は消化器疾患が適用症名)

り，心身の不安，緊張が緩和されると心理療法への導入が容易になることが期待される[1]．

最後に，表に示した抗不安薬のなかで，比較的汎用されているロラゼパムとクロラゼプ酸二カリウムは，心身症に適用がない点に注意が必要である．

各抗不安薬の特徴，注意点に関しては他項にゆずる．

おわりに

胃腸系心身症として，FDとIBSを中心に述べた．いずれの疾患も日常診療においてよく目にする疾患である．これら心身症治療の基本は一般的な身体療法を基礎として，その病状に応じて，生活指導，薬物療法，各種の心理療法などである．薬物療法としては，抗不安薬，抗うつ薬，睡眠薬などの向精神薬が使用されるが，多剤併用や漫然長期投与には常に注意しなければならない．

文献

1) 坪井康次，佐川久見子．心身症治療における抗不安薬の効果．今月の治療．2005; 13: 55-8.
2) 四宮敏章，福永幹彦．消化器．心療内科．2010; 59: 2223-6.
3) Drossman DA. The functional gastrointestinal disorders and the Rome III Process. Gastroenterology. 2006; 130: 1377-90.
4) 福土 審，金澤 素，篠崎雅江，他．過敏性腸症候群．In: 小牧 元，他．心身症診断・治療ガイドライン2006．東京：協和企画; 2006. p.12-40.

〈大坪天平〉

• 第3章 • 治療における抗不安薬の意義と使い方

7 女性ホルモンと不安障害

　社交恐怖，全般性不安障害，パニック障害などをはじめとする多くの不安障害の生涯有病率は男性に比し女性で高く，それらは，月経周辺期，出産，更年期，閉経など女性ホルモンであるエストロゲンとプロゲステロンといった女性ホルモンの急激な変動に起因し，それらの絶対量より，変化量の振れ幅と相関していると考えられている．さらに，心理社会的因子として，男性に比べ，社会的地位や賃金の問題，育児ストレスなどが，それら不安障害のリスクファクターと考えられている．本節では日常生活に支障をきたしやすい更年期障害，月経前不快気分障害を中心に，女性に特徴的な不安や抑うつ気分を主症状とする疾患について概説したい．

I 女性ホルモンと中枢神経系

　エストロゲンは中枢神経系のシナプス後膜のセロトニン（5-HT）受容体の感受性を高め，セロトニン受容体数やセロトニン生合成を増加させるなど，セロトニン作動薬としての性格を有する．ほかにもエストロゲンは脳内のノルアドレナリン活性や，β-アドレナリン受容体数の増加作用も有することが知られている[1]．一方，エストロゲンの欠乏によりセロトニン活性が低下し，抑うつ気分や易疲労性が生じ，プロゲステロンの低下によっても同様にセロトニンの分泌は減少する．このように，女性ホルモンの変動は中枢神経系と密接に関係している．

II 更年期障害

　日本人女性における更年期障害の罹患率は明らかではないが，受診の有無にかかわらず更年期の女性の約70％が何らかの症状を有しながら生活をし

ている[2].

　更年期障害は身体的因子（卵巣機能の低下），心理的因子（性格傾向），社会的因子（ストレス，環境）の3因子が複雑に絡み合って症状が形成される．身体的因子としては卵巣機能の低下つまりエストロゲンの急激な減少，心理的因子としては内向的，几帳面や頑張り屋などの性格傾向がリスクファクターとされ，社会的因子としては，子供の自立による子育てという役割の

表1　クッパーマン更年期指数

種類	重症度 (severity)				症状群 (symptom)	評価 (factor)
	強 (3) (marked)	中 (2) (moderate)	弱 (1) (slight)	無 (0) (none)		
顔が熱くなる（ほてる） 汗をかきやすい 腰や手足が冷える 息切れがする	□ □ □ □	□ □ □ □	□ □ □ □	□ □ □ □	1. 血管運動神経障害様症状	4
手足がしびれる 手足の感覚が鈍い	□ □	□ □	□ □	□ □	2. 知覚障害様症状	2
夜なかなか寝つかれない 夜眠っていても すぐ目を覚ましやすい	□ □	□ □	□ □	□ □	3. 不眠	2
興奮しやすい 神経質である	□ □	□ □	□ □	□ □	4. 神経質	2
つまらないことにクヨクヨする （憂うつになることが多い）	□	□	□	□	5. 憂うつ	1
めまいや吐き気がある	□	□	□	□	6. めまい	1
疲れやすい	□	□	□	□	7. 全身倦怠感	1
肩こり，腰痛，手足の節々の痛みがある	□	□	□	□	8. 関節痛・筋肉痛	1
頭が痛い	□	□	□	□	9. 頭痛	1
心臓の動悸がある	□	□	□	□	10. 心悸亢進	1
皮膚をアリがはうような感じがある	□	□	□	□	11. 蟻走感	1

（婦人科疾患の診断・治療・管理．日産婦誌．2009; 61: 7 より)[4]

喪失感，子供や夫との葛藤による自分自身の幼児期の葛藤の再現化，容貌の変化による不安などの喪失感や自己否定感によるストレスがあげられる．

症状は，大きく血管運動神経症状，精神神経症状，運動器・感覚器症状に分けられ，血管運動神経系症状としては，突然繰り返して出現する顔面から頸部，上胸部にかけての熱感，顔面紅潮や発汗を呈する hot flush や冷え性，精神神経症状は抑うつ気分，不安，睡眠障害（入眠困難，中途覚醒），全身倦怠感や頭痛・頭重感，運動器・感覚器症状では，肩こり，腰痛，手足の関節痛などがそれぞれ代表的である．また国により症状の発現頻度が異なることも知られており，日本では血管運動神経症状より，精神神経症状や運動器・感覚器症状が多いとされている[3]．

更年期障害の症状は上記のように多彩で変化しやすいため明確な診断基準はないが，症状を定量化することが治療上重要であることから，クッパーマン更年期指数が広く使用されている（表1）[4]．クッパーマン更年期指数は元々はクッパーマン先生が考案し，11の症状群についてそれぞれ重症度を0（無）〜3（強）の4段階に分類し，各症状に重み付け（factor）を割り当て，factor と重症度の積を求め，11症状の積を加算することで更年期指数としている．

治療に関しては，卵巣機能の低下が原因となる血管運動神経症状は，女性ホルモン補充療法（hormone replacement therapy: HRT）が中心となるが，精神神経症状に対しては効果が得られないことが多い．選択的セロトニン再取り込み阻害薬（selective serotonin reuptake inhibitor: SSRI）やセロトニン・ノルアドレナリン再取り込み阻害薬（serotonin noradrenaline reuptake inhibitor: SNRI）は，精神神経症状や hot flush に対しても効果が認められており，北米更年期学会（North American Menopause Society）より推奨されている[5]．

III 月経前不快気分障害

月経前不快気分障害（premenstrual dysphoric disorder: PMDD）とは，月経前に強い精神症状と身体症状により社会生活に支障が生じ，ほとんどの場合に対人関係の破綻あるいはそれにつながるイベントを経験する障害であ

表2 月経前不快気分障害（PMDD）の診断基準

A. ほとんどの月経周期において，月経開始前最終週に少なくとも5つの症状が認められ，月経開始数日以内に軽快し始め，月経終了後の週には最小限になるか消失する．
B. 以下の症状のうち，1つまたはそれ以上が存在する．
   (1) 著しい情緒不安定性（例：気分変動；突然悲しくなる，または涙もろくなる，または拒絶に対する敏感さの亢進）
   (2) 著しいいらだたしさ，怒り，または対人関係の摩擦の増加
   (3) 著しい抑うつ気分，絶望感，または自己批判的思考
   (4) 著しい不安，緊張，および/または"高ぶっている"とか"いらだっている"という感覚
C. さらに，以下の症状のうち1つ（またはそれ以上）が存在し，上記基準Bの症状と合わせると，症状は5つ以上になる．
   (1) 通常の活動（例：仕事，学校，友人，趣味）における興味の減退
   (2) 集中困難の自覚
   (3) 倦怠感，易疲労性，または気力の著しい欠如
   (4) 食欲の著しい変化，過食，または特定の食物への渇望
   (5) 過眠または不眠
   (6) 圧倒される，または制御不能という感じ．
   (7) 他の身体症状，例えば，乳房の圧痛または腫脹，関節痛または筋肉痛，"膨らんでいる"感覚，体重増加
注：基準A〜Cの症状は，先行する1年間のほとんどの月経周期で満たされていなければならない．
D. 症状は，臨床的に意味のある苦痛をもたらしたり，仕事，学校，通常の社会活動または他者との関係を妨げたりする（例：社会活動の回避；仕事，学校，または家庭における生産性や能率の低下）．
E. この障害は，他の障害，例えばうつ病，パニック症，持続性抑うつ障害（気分変調症），またはパーソナリティ障害の単なる症状の増悪ではない（これらの障害はいずれも併存する可能性はあるが）．
F. 基準Aは，2回以上の症状周期にわたり，前方視的に行われる毎日の評価により確認される（注：診断は，この確認に先立ち，暫定的に下されてもよい）．
G. 症状は，物質（例：乱用薬物，医薬品，その他の治療）や，他の医学的疾患（例：甲状腺機能亢進症）の生理学的作用によるものではない．

〔日本精神神経学会（日本語版用語監修），髙橋三郎・大野　裕（監訳）．DSM-5 精神疾患の診断・統計マニュアル．東京：医学書院；2014．p.171より許可を得て転載〕[6]

る．2013年に改訂されたDSM（Diagnostic and Statistical Manual of Mental Disorders）-5におけるPMDDの診断基準を表2に示す[6]．

　一方，月経前症候群（premenstrual syndrome：PMS）とは，月経の数日前から始まり，月経開始後は速やかに消失する．様々な精神身体症状をきたす症候群で，生殖可能年齢の女性の20〜50%，軽症の者も含めると80%に及ぶという報告もある．通常は軽症であり，特に治療を行わなくとも，日常生活に支障をきたすことは少なく，PMDDとの鑑別は月経前の諸症状が

仕事または学校，または通常の社会的活動，または他者との対人関係において，臨床的に重大な苦痛または妨げとなっているか否かによって判断することになる．本邦のPMDDの頻度は軽症も含めると女性人口の3〜5%程度であり，欧米諸国と同程度である[7]．

PMDDの97%に抑うつ気分，84%に不安症状，72%に易怒性の亢進や対人関係悪化といった精神症状が認められ，一方，81%に全身倦怠感，65%に身体痛を認めるなど，身体症状も高頻度に出現する[7]．患者背景の特徴としては，27%が進行中の精神的ストレスイベントを有し，19%が十代に両親との対人関係破綻を認めるなど，生活歴における未解決問題やトラウマ経験者が多く，また，境界性パーソナリティ障害併発者の頻度（成人の約3割）も高いとの報告がある．発症の原因としてプロゲステロン濃度の急激な減少が一因と考えられているが，明確な病態解明には至っていない．

薬物療法としてShahらがPMDDとPMSを対象とした2,694例を対象として29試験をメタアナリシスした結果，SSRI投与群がプラセボに比して，odds比が0.40（95% CI値：0.31–0.51）で有意にPMS/PMDD症状の減少が認められた．対象がPMDDである18試験のみを解析した結果でも同様にodds比が0.40（95% CI値：0.30–0.53）とSSRIの効果が認められた[8]．投与方法としては，SSRIの間欠投与（黄体期のみに薬剤を服用させる；odds比0.55，CI値：0.45–0.68）よりも，持続投与（odds比0.28，CI値：0.18–0.42）の方が効果的であること示されている[8]．わが国の「エビデンスに基づいた月経前不快気分障害（PMDD）の薬物治療ガイドライン」では，第一選択薬はSSRIのうちのいずれかの1剤とされ，なかでも推奨度はセルトラリンとパロキセチンが一番高く，次にエスシタロプラムとフルボキサミンと続き，原則として間欠療法による治療より開始し，月経が不規則である者や間欠療法で効果不十分の場合には適宜継続療法を行うのが望ましいとされている[7,9]．

IV その他

周産期は女性ホルモンが急激に変動するため，不安や抑うつ気分が生じやすく，約25〜35%の女性が妊娠中にうつ症状を呈し，そのうち約20%が大うつ病性障害の診断基準を満たすとされている．この時期の薬物治療に関

しては，催奇形性のリスクと投薬によるベネフィットを考慮した対応が必要とされる（p.147,「妊産婦に用いる場合」を参照）．安全というイメージから漢方薬を希望されるケースもあるが，妊婦に対する漢方薬投与の安全性に明確なエビデンスはなく，麻黄は胎盤を通過し胎児心拍増加作用を有し，大黄は子宮収縮作用があるため使用を避けるのが望ましい[10]．安全性の情報源としては医薬品添付文書やインタビューフォーム〔どちらも医薬品医療機器総合機構（PMDA）のホームページで閲覧可能〕，米国の FDA 薬剤胎児危険度分類やオーストラリア医薬品評価委員会・先天異常部会分類基準などが参考になる．いずれにしろ，正しい情報を提供し，薬を使用するメリットとリスクを伝えることが大事である．厚生労働省事業である妊婦と薬の情報センター http://www.ncchd.go.jp/kusuri/ の利用も有用である．

おわりに

女性に特有な疾患として，女性ホルモンレベルの変化しやすい更年期や月経前にみられる更年期障害，PMDD/PMS と，それに対する薬物治療を中心に概説した．これらの疾患の背景には女性に特有の心理社会的ストレスがあるため，抗不安薬や抗うつ薬などによる薬物治療だけでなく，社会サービスの導入による育児や家事の負担軽減や産業医による職場での環境調整を併せて評価し包括的に対応していくことが重要である．

文献

1) 井上善仁．各種疾患における向精神薬の使い方 産婦人科領域の精神疾患．臨林と研究．2009; 86: 984-8.
2) 高松 潔．更年期不定愁訴のみかた．日産婦誌．2004; 56: 651-9.
3) 廣井正彦，麻生武志．生殖・内分泌委員会報告（更年期障害に関する一般女性へのアンケート調査報告）．日産婦誌．1997; 49: 433-9.
4) 婦人科疾患の診断・治療・管理．日産婦誌．2009; 61: 238-42.
5) 赤松達也．女性ホルモンとうつ病―更年期うつ―．産婦人科治療．2010; 101: 649-54.
6) 高橋三郎，大野 裕，監訳．DSM-5 精神疾患の診断・統計マニュアル．東京：医学書院；2014.
7) 後山尚久．診療現場での機能性身体症状の実態 産婦人科診療と FSS．日本臨牀．2009; 67: 1721-5.

8) Shah NR, Jones JB, Aperi J, et al. Selective serotonin reuptake inhibitors for premenstrual syndrome and premenstrual dysphoric disorder-a meta-analysis. Obstet Gynecol. 2008; 111: 1175-82.
9) 山田和男, 神庭重信. エビデンスに基づいた月経前不快気分障害（PMDD）の薬物治療ガイドライン（2013年改訂版）. In: 神庭重信, 編. 難治性気分障害の治療: エビデンスレビュー 2013. 東京: アークメディア; p.130-41.
10) 「妊娠・授乳と薬」対応基本手引き（改訂2版）. 2012. p.1-31.

〈砂田尚孝, 加藤正樹〉

• 第4章 • 注意を要する場合の抗不安薬の使い方

1 児童・思春期に用いる場合

　児童・思春期における不安障害の臨床は，最初は成人で得られた知識を児童あるいは思春期の症例に適応することから始められた．しかし，小児科学と内科学との関係と同様に，児童や青年は成人を小型にしたものではなく，絶えず心身の発達を続けている人生の創成期にあたる存在であり，親との関係を中心とする対人関係や環境の影響にも特殊性があるので，この時期の症例を診る際には次のような特殊性をまず理解する必要がある（表1）．

　また特に，思春期〜青年期の精神症状の特殊性として，①統合失調症，気分障害などいわゆる内因性精神障害の好発期にあたる一方，②青年期危機という概念で理解される場合が少なくないこと，また，③心的葛藤が行動化（自傷行為，暴力，薬物依存など）や現実からの回避といった直接的な行動で現されやすいことがあげられる．

I 治療の特殊性

　児童・思春期では治療にも特殊性がある．表2のような観点から治療にあたる必要がある．

II 児童・思春期における不安障害

　児童・思春期において不安障害は高頻度にみられ，米国の調査研究では，13〜18歳における生涯有病率は25.1％とされている．同調査研究では，日常生活に多大な支障をきたす重症の不安障害も5.9％にみられたとされている．また，不安障害の生涯有病率は男性（20.3％）に比べ女性（30.1％）で有意に高い．年齢階層別ではいずれも約25％と差はないとされる．

　同調査研究は日本でいうとちょうど中学から高校生にあたる．中高生の4

1. 児童・思春期に用いる場合

表1　児童・思春期精神医療の特殊性

1. 症状が未分化・単純で自覚症状の表現が乏しく，行動異常（例：かんしゃく発作，息止め発作など）や身体症状（例：下痢や嘔吐）として現れやすい．
2. その精神障害によって，精神発達が影響を受け，特に知能の発達障害が著しい．
3. 心身相関による精神的，身体的症状が現れやすい（身体症状から精神症状が現れやすく，またその反対もある）．
4. 環境が大きく影響し，特に親子関係が重要（独立した存在でなく親の精神的，物理的保護下にある依存的存在だから．親と子の関係が歪められることを心因に多くの行動異常，精神症状が生じる）．
5. 正常と異常の判定にあたっては精神発達段階との関連によって評価する必要がある（ある時期で正常の生理的現象でもある時期には異常と判定される．例：指しゃぶりは乳児では正常だが学童期まで続けば異常と判定される）．

表2　児童・思春期の治療の特殊性

1. 児童では，本人に問題意識がなかったり，治療ニードを持っていないことが多い（患児が安心して頼り，気楽にコミュニケーションが取れるような雰囲気が必要）．
2. 児童の治療では，親などへの援助・教育や家庭内環境の調整の意義が格段と大きい（他科の医師，心理療法士，ケースワーカー，教師，保母などとの連携も必要）．
3. 児童の治療は言語に頼りすぎてはならない．絵画療法，遊戯療法（遊びを通じてそこに投影された患児の情緒的問題を知り，感情の表出や情緒の開放を促し，自我の強化と精神発達を援助する），行動療法などを適宜用いる．

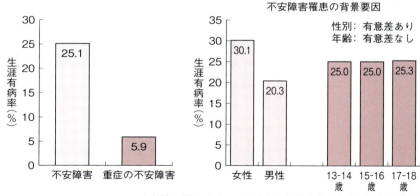

図1　13〜18歳（米国）における不安障害の生涯有病率

(Merikangas KR, et al. J Am Acad Child Adolesc Psychiatry. 2010; 49: 980-9 より引用)[1]

人に1人がなんらかの不安障害を抱えていることになる（図1）.

III 引きこもりの若者の5人に1人強が不安障害

　引きこもりとは学校や職場に行かず，おおむね6ヵ月以上自宅に閉じこもって社会参加をしない状態をいう．引きこもりの原因は，学校でのいじめや不登校などと思われがちだが，2002〜2006年に全国5カ所の精神保健福祉センターが行った調査によると，大部分の人が様々な精神疾患と診断されていることが示されている（図2）．このうち不安障害は発達障害に次いで2番目に多く，引きこもりの人の5人に1人強（22％）が不安障害を有することが報告されている（図2）．

IV 引きこもりの若者の悩み

　引きこもりの人の心理状態を調べた調査では，引きこもりの人は一般群と比較して，様々な心の悩みを抱えており，不安障害と関連する心理状態（図3の赤字箇所）も多くみられることが示されている．

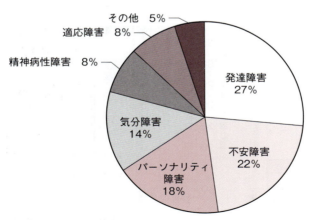

図2　引きこもりの原因になっている精神疾患
（内閣府「ひきこもりの評価・支援に関するガイドライン（案）」のための調査．
国立国際医療センター国府台病院　齋藤万比古．2010より引用）

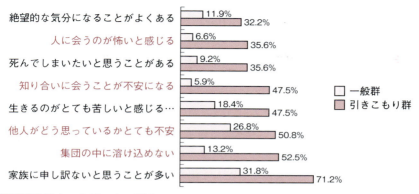

図3 引きこもりの人の悩み
赤字は不安障害と関連する心理状態．
〔内閣府「若者の意識に関する調査（平成21年度ひきこもりに関する実態調査）」．
座長：明星大学大学院人文学研究科長 高塚雄介より引用〕

児童・思春期の不安障害

児童・思春期でみられる不安障害には次のようなものがある．

1 全般性不安障害（generalized anxiety disorder：GAD）

児童・思春期の全般性不安障害では，患児は成績，家族関係，友達関係，スポーツの上達などについてしばしば過度な不安を抱く．全般性不安障害を持つ児は完璧主義で，厳しい自己基準を持ち，絶えず努力を怠らない．彼らは常に他者からの承認と称賛を欲しているところがある．

2 強迫性障害（obsessive-compulsive disorder：OCD）

強迫性障害は不合理な考えや理屈にとらわれ，それを振り払う行為を強迫的に繰り返すことで不安を消し去ろうとする努力によって特徴づけられる．例えば，手にバイ菌がついてしまったので，手を徹底的に洗わねば気が済まず，石鹸がなくなるまで手洗いを続けたりする．小児事例の多くは10歳前後で診断を受けることが多いが，早発例では就学前からみられる．男児では思春期前に，女児では思春期以降に発症することが多い．

3 パニック障害 (panic disorder)

　パニック障害は理由もなく突然, 頭から血の気が引く感じ, めまい, 息切れ, 動悸, 冷や汗, 胸苦感などに襲われ, 自分は死ぬのではないかいう恐怖感に見舞われる. 救急外来や心臓内科などを受診するが, 内科的異常は見当たらない. しかし, そのようなパニック発作が過ぎ去った後も, またあの発作が起こるのではないかという不安に苛まされ (予期不安という), コントロール感を失ったり, 一度発作が出た場所や状況を避けたりする. これにより日常生活, 学業生活に支障をきたした場合に診断される.

4 心的外傷後ストレス障害 (posttraumatic stress disorder: PTSD)

　PTSD を持つ児は, 常に不安や緊張が持続し, 感情的な鈍麻, イライラしやすいなど情動の不安定さが目立つ. 生命の危機に関わるような重篤な事件や事故に遭遇または目撃した後に (たとえもう安全な状況に置かれた後でさえ), その出来事がありありと脳裏に蘇る恐慌体験を繰り返す (フラッシュ・バックという). その出来事を想起させるような人物や場所, 活動を避ける傾向がある.

5 分離不安障害 (separation anxiety disorder)

　18ヵ月〜3歳では, 親が部屋を出て視野から外れると多くの子どもは分離不安を感じる. これは正常な反応である. また, 初めて保育所や幼稚園に入れられ親と離れた時に泣くのも正常な反応である (むしろ泣くことが新しい環境への適応を後押しする). もう少し年長で, 不安が過剰で登校できないなど行動面に支障をきたす場合は, 分離不安障害が疑われる. この障害は7〜9歳時で最もよくみられ, 約4%の児童が該当するといわれる. 症状は頭痛, 腹痛, 赤ちゃん返りなど多彩で, 「自分がいない間に家族に何か恐ろしいことが起こるのではないか」と常に不安に支配され, 不登校や泊りがけの行事を拒否したりする.

6 社交不安障害 (social anxiety disorder)

　社交不安障害または社会恐怖では, 人前で話したり発表するなどの場面で

極度の不安・緊張状態となり顔や全身が火照って（いわゆる赤面恐怖），ほとんどそれができない状態となる．学校での活動は大きく制限されるので，クラスメートや友達と関係を維持するのも難しくなり，それがもとで不登校となったりもする．

7 選択性緘黙 （selective mutism）

発語機能に器質的な問題がないにもかかわらず，特定の場面において話すことが求められる，あるいは必要とされる際，発語を拒否し沈黙を貫く．このため学校生活や友人づくりに支障をきたしている場合，本症が疑われる．選択性緘黙では，身体の動きを止め，能面のように表情変化が一切なく，頭を垂れ視線も合わせず，髪をクルクルいじったり，部屋の片隅に突っ立つなどして他者との会話を拒否する．一方自宅（居心地のよい状況）では，むしろおしゃべりなくらい多弁であったり，動きや活動も活発だったりする．学校でのあまりの落差を聞いた親が信じられないこともあるほどである．平均的な診断年齢は4〜8歳と就学前後で比較的多くみられる．

8 特定の恐怖症 （specific phobias）

特定の恐怖症とは，特定の対象に対する強固でいわれのない恐怖や不安を指す．それは犬であったり，飛行機への搭乗だったりする．子どもでは，動物や嵐，高所，水，血，暗所，医療行為などが多い．恐怖症の子どもはこれらの対象物を避けるか，過度な恐怖状態を持続させることになる．症状としては，号泣，かんしゃく，しがみつき，回避，頭痛，腹痛などがみられる．成人と違い，子どもではその恐怖が不合理であるという認識を欠くことが多い．

VI 薬物治療の基本

児童・思春期における薬物療法の特徴として，子ども本人が治療を希望する前に，子どもの行動異常を（場合によっては過度に）心配した親からの要請から始まりやすい，ということがある．また，①薬物療法の安全性の未確立，②いわゆる適応外使用が多い，③子ども本人への説明が不足しがち，と

いう問題も大きい．明確に診断がついた（標的症状が明確になった）時点で薬物療法が開始されるが，15歳未満での使用については知見がごく限られており，厚生労働省によって認可されているのは，自閉症に対するピモジド（オーラップ®），注意欠如・多動性障害（ADHD）に対するメチルフェニデート徐放剤（コンサータ®）とアトモキセチン（ストラテラ®），不眠症に時に使用されるニトラゼパム（ベンザリン®，ネルボン®）のみである．

VII 抗不安薬の作用機序

そもそも不安や恐怖は，古来生き物としての人間に備わっている未知なものに対する防衛反応と考えられている．不安障害の原因は未解明だが，1つには脳の扁桃体の活動性との関連が想定されている．扁桃体には，危機に際して身体に反応を起こす働きがあり，脳の他の部位と連携して，不安と恐怖の感情をつくり出し，記憶する．

一度不安を感じた場面や状況が脳に記憶されると，その場面を想像しただけで不安になる．このように「次もそうなったらどうしよう」という条件づけされた不安を予期不安と呼ぶ．これにより，不安障害の患者は常に不安や恐怖に苦しむことになる．この予期不安の形成にも脳の扁桃体を中心としたネットワークが関与すると考えられている．

不安障害の生物学的な原因の中心とされる，扁桃体を中心としたネットワークの異常には，神経伝達物質γ-アミノ酪酸（GABA）の活動性の低下が想定されている．神経伝達物質には，興奮性神経伝達物質であるグルタミン酸と抑制性興奮性神経伝達物質であるGABAとがあり，いわば車のアクセルとブレーキの役割をそれぞれ担っている．抗不安薬の代表格であるベンゾジアゼピン系薬物は，ブレーキ役であるGABAの働きを増強することで扁桃体を中心とした神経ネットワークの興奮を鎮め，抗不安作用を現すと考えられている．

このほか，不安障害における生物学的な要因として，やはり神経伝達物質であるセロトニンの不足が関与すると考えられており，抗うつ薬である選択的セロトニン再取り込み阻害剤（selective serotonin reuptake inhibitor：SSRI）が不安障害に処方されることもある．

上述のようにして抗不安薬は不安を鎮める効果を発揮するが，抗不安効果のほかにも，入眠作用，筋弛緩作用，抗てんかん作用を併せ持つ．薬物によりこれらの作用は異なっており，ジアゼパムやクロナゼパム，ロラゼパムには抗てんかん作用や筋弛緩作用が知られている．

VIII 抗不安薬の作用時間と使い分け

　ベンゾジアゼピン系抗不安薬は，血中濃度の半減期で種類が分類されている（短期型～超長期型：表3）．抗不安薬の効果には，眠気が強く出るものや作用時間の長いものなど様々あるが，実際の眠気の出現などには個人差も大きい．よって，少量から開始し，効果である抗不安効果と，日中の眠気などの副作用を総合的に勘案しつつ，慎重に用いることが肝要である．

　後述するように，児童・思春期への抗不安薬の有効性や安全性は実証されておらず，表立っての適応はない（いわゆるオフラベル）のが現状である．しかし，経験的には，少量から開始し，効果と副作用をみつつ慎重に用いれば，有益なことも多い．筆者は，分離不安や選択性緘黙の治療なかばで，少量かつ短期的に使用し，治療の展開をみた経験がある．

　アルプラゾラム（コンスタン®，ソラナックス®）は小児における分離不

表3 抗不安薬の作用時間の目安

一般名	商品名	作用分類	特徴
エチゾラム	デパス	短期	短時間で発現
クロチアゼパム	リーゼ		
ロラゼパム	ワイパックス	中期	持続性の効果
アルプラゾラム	ソラナックス		
ブロマゼパム	レキソタン		
ジアゼパム	セルシン	長期	1日以上持続
メキサゾラム	メレックス		
ロフラゼプ酸エチル	メイラックス	超長期	3日以上持続
フルトプラゼパム	レスタス		

安，回避性障害，過剰不安障害，癌（の前処置）に有用とされる[2,3]．

親や保護者には作用や副作用について説明し，眠気や過鎮静など，副作用が子どもの活動に支障をきたす場合は中止し，医師に相談するように指導する．また，児童・思春期では特に，抗不安薬をはじめとする薬物療法はあくまで「補助療法」と位置づけ，環境調整を含めた非薬物療法を必ず併用し，薬物の漫然投与は避けるようにする．

IX 副作用と注意点

一般にベンゾジアゼピン系抗不安薬は，安全性が高いのが特徴であるが，習慣性があること，アルコールの併用などで一過性の健忘をきたす場合もある．また，長期間の使用による効果の減弱も知られている．このほか，ふらつきや転倒などにも注意が必要である（表4）．

そもそも，多くの向精神薬の治験では小児は対象から除外されてきたため，抗不安薬を含めほとんどの向精神薬の添付文書には「小児に対する有効性と安全性は確立していない」と書かれている．よって，小児におけるどのような不安障害に抗不安薬が有効か，という知見は絶対的に不足している．また，児童・思春期では，認知機能を低下させること，脱抑制などの奇異反応をきたしやすいことから，抗不安薬や睡眠薬の使用については慎重を期する．

事情はSSRIについても同じだが，さらにSSRIでは一時取りざたされた

表4　抗不安薬使用時の副作用と注意点

1. 眠気，ふらつき，集中力低下
   抗不安薬には抗不安作用のほか，鎮静作用，筋弛緩作用，就眠作用があり注意を要す．作用と副作用のバランスを勘案して使用する．生活習慣の見直しも同時に行う（決まった時間に起床する，飲酒の有無，就寝前の刺激の有無，昼寝の有無などもチェックする）
2. 耐性と依存性
   一部の抗不安薬は，長期間使用すると耐性のため効果が減弱する場合がある．
   一部の抗不安薬は，長期間使用すると依存性が生じ，急に服薬を中止すると離脱症状を生じたり，症状が再燃することがあるので，患者および家族に説明の上，やめる場合は漸減法（1～2週ごとに服用量を半減していく）を用いる．

「アクチベーション」の問題もあり,児童・思春期への使用についてはやはり慎重を期する.「アクチベーション」とは,抗うつ薬の投与開始初期や増量時などにみられる精神行動症状群であるが,その定義はまだ確立していない.ちなみに,米食品医薬品局（FDA）は次の11の症状をあげている（不安,焦燥,パニック発作,不眠,易刺激性,敵意,攻撃性,衝動性,アカシジア,軽躁,躁）.

欧米では,ここ10年ほどの間に幼小児への向精神薬の投与が増加してきており,精神発育に与える影響も懸念されている[4,5].

現在,わが国で市販されているすべての抗うつ薬の添付文書には以下の記載がなされている.「効能又は効果に関連する使用上の注意」として,「抗うつ剤の投与により,24歳以下の患者で,自殺念慮,自殺企図のリスクが増加するとの報告があるため,投与にあたっては,リスクとベネフィットを考慮する」.また,「重要な基本的注意」として「うつ症状を呈する患者は希死念慮があり,自殺企図のおそれがあるので,このような患者は投与開始早期ならびに投与量を変更する際には患者の状態および病態の変化を注意深く観察する」.したがって,24歳以下の若年患者に使用するに際しては,注意深い観察をしながら投与すべきである（「SSRI/SNRIを中心とした抗うつ薬適正使用に関する提言」日本うつ病学会・抗うつ薬の適正使用に関する委員会.2009）.

おわりに

子どもの心の実臨床において薬物治療の果たす役割は一定程度あるのだが,新薬が発売されても,「15歳未満においては知見がない」とされてしまうことも多いのが現状である.ごく一部を除きほとんどの薬剤がいわゆる"オフラベル・ユース（適応外使用）"となっている.疾患の多くにおいて原因が未解明であり,薬理学的な裏づけが不十分な点はあるが,治療のある局面においては重要な役割を担う.他の小児科薬と同じく,子どもの精神科の薬物についても医学的裏づけの検討が待たれる.

文 献

1) Merikangas KR, He JP, Burstein M, et al. Lifetime prevalence of mental disorders in U.S. adolescents: results from the National Comorbidity Study-Adolescent Supplement (NCS-A). J Am Acad Child Adolesc Psychiatry. 2010; 49: 980-9.
2) Simeon JG, Ferguson HB. Recent developments in the use of antidepressant and anxiolytic medications. Psychiatr Clin North Am. 1985; 8: 893-907.
3) Pfefferbaum B, Overall JE, Boren HA, et al. Alprazolam in the treatment of anticipatory and acute situational anxiety in children with cancer. J Am Acad Child Adolesc Psychiatry. 1987; 26: 532-5.
4) Zito JM, Safer DJ, dosReis S, et al. Trends in the prescribing of psychotropic medications to preschooler. JAMA. 2000; 283: 1025-30.
5) Coyle JT. Psychotropic drug use in very young children. JAMA. 2000; 283: 1059-60.

〈新開隆弘〉

• 第4章 • 注意を要する場合の抗不安薬の使い方

2 妊産婦に用いる場合

　産後の女性にうつ症状が発現しやすいことは広く知られているが，妊娠中のうつ病の有病率も16％と高率である[1]．さらに，パニック症の発症は妊娠適齢期に多いとされ，強迫症も妊娠期や産後にしばしば発症，あるいは増悪する．このように，抑うつや不安を抱える妊産婦は決して少なくない．近年，周産期医療の現場では，うつ病や不安症合併の妊産婦に遭遇する機会が増加している．その背景には，妊娠適齢期の女性が精神科・心療内科を受診し，治療を受ける機会が増えているという現状がある．それにより，これまで受診に至らず精神障害とみなされなかった軽症のうつ病や不安症の患者も，診断や治療を受けており，多くの場合では，治療早期から抗うつ薬，抗不安薬などの投与がなされている．なかには，医療側から適切な情報提供がないまま，これらの服薬中に妊娠し，自己判断で急に断薬した結果，離脱症状に苦しむ患者も少なくない．さらには，「薬をやめられない以上，妊娠はあきらめるしかない」と，堕胎を希望するケースも認められる．このように妊娠適齢期の女性患者に対しては，非妊娠期から，エビデンスに基づく薬剤情報の提供と，妊娠を想定した向精神薬の選択や調整が必須であると考える．

　一方，妊産婦年齢の高齢化，生殖医療の高度化，母体血胎児染色体検査の導入など，現代は周産期医療自体が著しい変遷を遂げ，妊産婦を取り巻く心理社会的環境も，時代とともに変化している．例えば高齢出産の場合，両親も高齢化していて十分なサポートが得られず，産後の母親が育児・介護の同時負担を強いられることもある．ほかにも，長期間の不妊治療に伴う経済的負担や燃え尽き，児の染色体異常の可能性を指摘されたケースでの堕胎をめぐる葛藤など，周産期におけるストレス状況は多岐にわたる．また家族形態は多様化し，親世代の孤立や一人親世帯の増加なども認められる．親世代の「子どもを持つこと」への意識も変化しており，妊娠・出産は親の自己実現の選択肢の一つであり，子は「授かるもの」から「作るもの」ととらえる傾向

がみられる．このような状況下において，現代の妊産婦は周産期に新たに不安，抑うつなど様々な精神的問題を生じやすい．

　妊娠前から精神障害を抱えていたケース，周産期に新たに精神的問題を生じるケース，それぞれの違いはあるものの，いずれも，患者の心理社会的背景を聴取し，医療者側からは周産期における治療の選択肢や，利用可能な社会福祉資源の情報を十分に提供し，医療者–患者間で，薬物治療の必要性や，適切であるかどうかを十分吟味した上で，治療方針を決定する必要がある．周産期においては，治療が患者にもたらすリスクとベネフィットのみならず，児に及ぼすリスクとベネフィット，患者の精神状態が児の養育や愛着の形成に与える影響を考慮し，最適な治療を常に模索し続けなければならない．母児それぞれのリスクとベネフィットは，相反するかのようにとらえられがちだが，母親の精神状態の安定は児に多大な利益をもたらすため[2]，母親へのベネフィットは児のベネフィットとなりうる．リスク重視による安易な薬物治療の中断は，母親の精神症状を悪化させ，アルコールや喫煙量の増加，セルフケア不足などを招き，結果として胎児へのリスクにもつながることがある．「薬を飲むと子どもに悪い影響を与えてしまう」といった罪責感などにより，患者が誤った治療選択をしないよう，医療者は常に治療のパートナーとして患者の自己決定のプロセスをサポートする必要がある．

I 妊婦における抗不安薬の薬物動態

　妊娠初期から腎血流量が増加し，腎臓でのクリアランスが上昇する．そのため腎排泄型の薬物は血中濃度が下がる可能性があるが，抗不安薬はほぼ肝代謝であり，妊娠期においては薬物代謝に影響するような肝機能の変化はないとされる．また，妊娠期は体水分量や循環血流量が増加し，その結果，血中蛋白濃度が低下する．そのため，薬物の蛋白結合は妊娠後期に減少し，血中濃度は下がるが，薬物は通常，組織において遊離型として作用するため，増量を検討する必要はないとされる[3]．

妊娠期における抗不安薬使用

　不安症を合併する妊婦の心理として，胎児への影響を懸念し，薬剤の使用は最小限にとどめたいという当然の思いがある．周産期の臨床現場では，効果発現に時間を要し連日服用が必要な選択的セロトニン再取り込み阻害薬（selective serotonin reuptake inhibitor：SSRI）などよりも，効果発現が早く症状出現時にのみ単回使用が可能な抗不安薬を希望する妊婦が多い．しかしながら，近年の各不安症の標準的な治療ガイドライン[4〜7]においては，薬物治療の第一選択はSSRIであり，ベンゾジアゼピン系抗不安薬の使用は，推奨されていないか，第二選択，もしくはSSRIの治療抵抗例に対する両者の併用療法として，である．仮に，抗不安薬単剤で治療していくとしても，経過中に単回使用にとどまらず連用となるケースもあり，再燃や悪化時にはより多くの薬剤を要し，時に乱用に至る可能性も否定できない．一方，妊婦に対する薬物間の相互作用については十分な検討がなされていないため，単剤使用が望ましく，多剤の併用は可能な限り控えるべきである．当然のことながら，軽症例には精神療法を最優先すべきであり，中等症〜重症例であってもエビデンスのある精神療法の併用により薬物治療を最少化する工夫が必要である．医療者は，このような抗不安薬の効果，各治療法のリスクとベネフィットを妊産婦に十分説明し，理解を得ることが肝要である．

　2007年に発表された周産期メンタルヘルスに関する英国のNational Institute for Health and Clinical Excellence（NICE）ガイドライン[8]では，胎児や新生児への影響を考え，ベンゾジアゼピン系抗不安薬は，不安や焦燥が高まった際に一時的に使用する以外は妊婦に投与するべきではなく，妊娠期には徐々に減量すべきであると勧告している．同ガイドラインでは，その理由として，妊娠期の使用による児の口唇口蓋裂発生率の上昇，フロッピーインファント，新生児離脱症候群の発現をあげているが，近年，口唇口蓋裂発生率の上昇については否定されており[9, 10]，ベンゾジアゼピン系抗不安薬の催奇形性は少ないものと考えられている．一方，ベンゾジアゼピン系抗不安薬の多くは胎盤通過性が高く，妊娠中の胎盤の構造の変化によって妊娠後期ほど胎盤通過率は大きくなるといわれ，胎児は肝代謝酵素のシステムが未熟であるため薬物の半減期が長くなるという[11]．薬物が胎児に蓄積し

4 注意を要する場合の抗不安薬の使い方

た結果，出生後に新生児薬物離脱症候群（新生児不適応症候群）が生じる可能性がある．新生児薬物離脱症候群には，蓄積した薬物が中毒症状を引き起こし，いわゆるスリーピングベビーといわれる症状と，出産により児が母体と分離されることによって児に生じる離脱症状の両者が混在している．中枢神経系症状として，筋緊張増加・低下，不安興奮状態（睡眠障害，泣き続ける），振戦，易刺激性（Moro 反射の増強），けいれん，無呼吸，多呼吸，消化器系症状として下痢，嘔吐，哺乳力不良，自律神経系症状として多汗，発熱などがある．各症状は出生後 1 ～ 2 週間で自然消失することがほとんどであり，薬物による直接的な障害が残ることはないといわれる[12]．しかしながら，離脱症状発現時期は，産後の母親のマタニティーブルーズ発現の時期とも重なり，児の NICU 入院などによる母子の分離により母親の喪失感，罪責感を生じやすい．離脱症状発現の可能性，具体的な症状や回復時期についてあらかじめ妊婦に伝えておき，周産期スタッフや家族による情緒的サポートの確保が必要である．

これまで妊娠期の抗不安薬使用の影響についての報告は，ベンゾジアゼピン系薬剤全般について検討しているものがほとんどである．そのなかで，妊娠期使用について単独の疫学研究報告のある代表的な抗不安薬を以下に示す．

1 アルプラゾラム（コンスタン®，ソラナックス®）

アルプラゾラムを第 1 三半期に使用した母親から出生した児において催奇形性の上昇はみられなかったとの前向きコホート研究の報告がある[13]．また，サンプルサイズは少ないが，自殺企図目的でアルプラゾラムを多量服薬（平均 29.8 mg，range 7.5 ～ 100 mg）をした母親から出生した児（N＝10）と被曝露群（N＝12）を比較し催奇形性に違いはみられなかったとの報告もある[14]．大規模なケースコントロール研究でもアルプラゾラムを含むベンゾジアゼピン系抗不安薬と催奇形性の関連は認められていない[15]．

2 ジアゼパム（セルシン®，ホリゾン®）

大規模なケースコントロール研究でジアゼパムと催奇形性との関連は認

められていない[16]．また，自殺企図にてジアゼパムを大量に服用（25〜800 mg）使用した母親から出生した児（N＝112）においても催奇形性の上昇は認めていない[17]．妊娠第1三半期に妊娠悪阻に対してジアゼパムを使用した31名の母親から出生した児において催奇形性や新生児合併症との関連は認められなかったと報告されている[18]．

III 妊娠期における睡眠薬の使用

　妊娠期の不眠に対しては，ベンゾジアゼピン系薬剤の使用の要否について，慎重に検討する必要がある．妊娠期は生理的変化がみられ，初期は妊娠悪阻の影響，後期では子宮増大による膀胱の圧迫によって起こる頻尿，胎動などにより長時間の睡眠確保が難しく，浅眠となる時期であることを念頭におく．よって，生理的変化による影響を考慮し，非薬物療法的アプローチを優先する．妊婦に対しては，睡眠時間の短縮は自然な身体の変化であることを保証し，短時間の睡眠であっても，心身の疲労が回復しており，抑うつや不安の悪化がなければ，その睡眠−覚醒リズムに沿って生活することを促していく．短時間に良質な睡眠が確保できるような生活環境の調整や入眠前のリラクゼーション方法の指導も効果的である．その上で，なお不眠が妊婦の抑うつや不安を悪化させている場合は，薬物療法を検討する．ベンゾジアゼピン系薬剤を使用する場合，各薬剤は作用時間と強度により得られる効果が異なるが，妊娠期に使用する場合の選択基準として，①過去の使用経験と効果実績，②短時間作用型，などがあげられる．①の根拠としては，妊娠期に複数の薬剤を試すリスクを考えると，経験的に効果が得られるとわかっているものを単剤，最少用量にて使用することが望ましく，②については，産後の育児状況によっては精神科受診が困難であり，かつ産後の精神状態悪化のリスクを考慮すると，産後すぐに薬剤を変更することは現実的に困難であり，授乳期での使用も念頭におくと短時間作用型を選択しておくことが望ましい（授乳期における睡眠薬の使用の項参照）と考えられる．

IV 授乳期における抗不安薬の使用

　産褥期は急激なホルモン環境の変化と育児による心身への負荷がみられ，産後うつ病や産褥精神病発症のリスクが高い時期である．母親の精神状態の安定は児の養育にとって不可欠であるため，抑うつや不安の徴候をスクリーニングによって早期発見し，早期介入することが望まれる．軽症例では精神療法を優先するが，中等症～重症例の対応には，薬物治療をしばしば要する．周産期であっても，薬剤の選択は，各障害の治療ガイドラインに従い選択されることが望ましい．しかし，その際に問題になりやすいのは，母乳栄養を希望する母親にどう対応すべきかである．国内の医薬品添付文書の記載は，その医薬品が母乳へ移行すれば「投与禁」あるいは「授乳禁」とされているものの，母乳に移行した医薬品が児に与える影響については明らかにされていない．通常，ほとんどの薬物は子宮内曝露と比較し，乳児の薬物クリアランスに問題がなければ母乳を介する曝露はきわめて低く，母乳からの薬物摂取は治療量の10％にも満たないといわれる．伊藤らは，母乳を介する乳児の曝露レベルが治療域に近づく可能性の高いフェノバルビタール（フェノバール®），炭酸リチウム（リーマス®），エトスクミド（エピレオプチマル®），プリミドン（プリミドン®），テオフィリン（テオドール®），ヨード製剤をあげ，「母乳栄養中に注意すべき薬」としているが，それらについても母乳禁忌とするのではなく，両立の可能性を探るべきであるとしている[19]．これまで，母乳に移行した抗不安薬，抗うつ薬によって，新生児，乳児に有害事象（傾眠，哺乳不良）を認めたという報告はきわめて少ない．児への蓄積を考慮し，連用や乱用を避け，短時間作用型を選択すれば，なお安全といえる．母乳栄養には，抗感染作用，認知機能の向上，自己免疫疾患の減少などのメリットが報告されており，簡便かつ経済的である一方，完全母乳栄養となると，支援者に授乳を代行してもらえず，母親が休息を取りづらいというデメリットもありうる．抗不安薬内服中であるからという理由で，安易に母乳中止を選択するのではなく，医療者−患者間で両立の可能性を十分に検討し，個々のケースに最善の方法を選択することが望ましい．抗不安薬を服用しながら母乳栄養を行う場合は，児の健康状態（体重増加不良など）のモニタリングのために，定期的に小児科医の診察を受けることを指導することも

推奨されている.

授乳期における睡眠薬の使用

　授乳期における不眠に対しては，家族による乳児の世話の代行や，ヘルパーなどの家事支援を受けて，乳児と共に母親も睡眠をとるなど，その確保を，まずは優先すべきである．そのような環境調整をしてもなお，入眠困難，途中覚醒がみられ，抑うつや不安が悪化しているケースについては，睡眠薬の使用を考慮する．乳児の薬物代謝，腎排泄機能の未熟性や，服用後の睡眠中に乳児が啼泣しても母親が対処可能であるよう配慮するとすれば，短時間作用型を選択することが望ましい．その際，医療者は母乳への薬剤移行と児への影響についてエビデンスに基づいた情報提供を行い，医療者−患者間で治療方針決定のプロセスを共有し，患者の自己決定を優先すべきであることは言うまでもない．また，母親に対しては，授乳終了直後に服薬し，睡眠薬服用中は母体による窒息を防ぐため，乳児との添い寝はできるだけ控えるよう指導している．

おわりに

　現時点のエビデンスによれば，抗不安薬による妊娠や授乳への影響は少ないものとはいえ，当然安易な使用は避けるべきである．これを要するような場合，まずは生活指導や環境調整，精神療法的アプローチの選択が望ましく，それでも薬物治療が必要な症例では，治療ガイドラインに従い SSRI などの使用を優先させるのがよい．その治療方針の決定プロセスにおいて，妊産婦は様々な心理的葛藤を抱えるため，医療者は常に治療のパートナーとして適切な情報を提供し，十分な話し合いの中で自己決定をサポートすることが望まれる．

文献

1) 北村俊則, 島 悟, 戸田まり. 疫学としての社会精神医学 妊娠初期のうつ病の発症要因の研究を中心にして. 日社精医会誌. 1993; 1: 89-92.
2) Graignic-Philippe R, Dayan J, Chokron S, et al. Effects of prenatal stress on fetal and child development: A critical literature review. Neurosci Biobehav Rev. 2014; 43C: 137-62.
3) 伊藤真也, 村島温子. In: 妊娠と授乳. 東京: 南山堂; 2011. p.4.
4) National Institute for Health and Clinical Excellence. Anxiety: The NICE Guidline (Amended). London, UK: National Institute for Health and Clinical Excellence; 2007.
5) RANZCP Guideline Team for Panic Disorder and Agoraphobia. Australian and New Zealand clinical practice guidelines for the treatment of panic disorder and agoraphobia. Aust N Z J Psychiatry. 2003; 37: 641-56.
6) Work Group On Panic Disorder. Practice guideline for the treatment of patients with panic disorder, 2nd ed. American Psychiatric Association; 2010.
7) Bandelow B, Zohar J, Hollander E, et al. World Federation of Societies of Biological Psychiatry (WFSBP) guidelines for the pharmacological treatment of anxiety, obsessive-compulsive and post-traumatic stress disorders-first revision. World J Biol Psychiatry. 2008; 9: 248-312.
8) National Institute for Health and Clinical Excellence. Antenatal and postnatal mental health: The NICE Guideline on clinical management and service guidance, 2007. http://www.nice.org.uk/guidance/cg45
9) Dolovich LR, Addis A, Vaillancourt JM, et al. Benzodiazepine use in pregnancy and major malformations or oral cleft: meta-analysis of cohort and case-control studies. BMJ. 1998; 317: 839-43.
10) Wikner BN, Stiller CO, Bergman U, et al. Use of benzodiazepines and benzodiazepine receptor agonists during pregnancy: neonatal outcome and congenital malformations. Pharmacoepidemiol Drug Saf. 2007; 16: 1203-10.
11) 吉田敬子, 山下 洋, 岩元澄子. 育児支援のチームアプローチ. 東京: 金剛出版; 2006. p.43.
12) 伊藤真也, 村島温子. 薬物治療コンサルテーション 妊娠と授乳. 東京: 南山堂; 2011. p.341-3.
13) St Clair SM, Schirmer RG. First-trimester exposure to alprazolam. Obstet Gynecol. 1992; 80: 843-6.
14) Gidai J, Acs N, Bánhidy F, et al. An evaluation of data for 10 children born to mothers who attempted suicide by taking large doses of alprazolam during pregnancy. Toxicol Ind Health. 2008; 24: 53-60.
15) Eros E, Czeizel AE, Rockenbauer M, et al. A population-based case-control

teratologic study of nitrazepam, medazepam, tofisopam, alprazolum and clonazepam treatment during pregnancy. Eur J Obstet Gynecol Reprod Biol. 2002; 101: 147-54.
16) Kjaer D, Horvath-Puhó E, Christensen J, et al. Use of phenytoin, phenobarbital, or diazepam during pregnancy and risk of congenital abnormalities: a case-time-control study. Pharmacoepidemiol Drug Saf. 2007; 16: 181-8.
17) Gidai J, Acs N, Bánhidy F, et al. No association found between use of very large doses of diazepam by 112 pregnant women for a suicide attempt and congenital abnormalities in their offspring. Toxicol Ind Health. 2008; 24: 29-39.
18) Tasci Y, Demir B, Dilbaz S, et al. Use of diazepam for hyperemesis gravidarum. J Matern Fetal Neonatal Med. 2009; 22: 353-6.
19) 伊藤真也, 村島温子. 薬物治療コンサルテーション 妊娠と授乳. 東京: 南山堂; 2011. p.108-9.

〈清野仁美〉

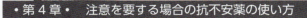

3 高齢者に用いる場合

　本邦では急激な高齢化と共に，高齢者の精神障害も増加傾向にある．高齢者に対して向精神薬を投与する場合，若年者とは異なる生理機能の変化を理解した上で薬物の選択や投与量の決定を行わなければならない．現在，抗不安薬としてはベンゾジアゼピン系抗不安薬が頻用されている．高齢者に対する抗不安薬の投与は，様々な有害事象が報告されており，慎重な選択や投薬が要求される．本節では，高齢者にみられる加齢に伴う生理的変化，また薬理学的動態や副作用の特徴について概説し，ベンゾジアゼピン系薬物など抗不安薬を使用する際の注意事項を論じたい．

I 高齢者の薬物療法の実際と問題点

　高齢者は，身体疾患を合併していることが多いため服用薬剤数が増加する．多剤併用の問題点の1つは医療費の増大であり，患者側個人にとっても社会経済的にとっても重要な問題である．また，多剤併用によるアドヒアランスの低下，薬物相互作用による有害事象や奇異反応（奇異事象）が出現することがあるため，他科，あるいは他の医療機関から処方されている薬剤の情報収集も重要である．なかには，気管支拡張薬，カルシウム拮抗薬，あるいはαアドレナリン作動薬など，不安様症状を引き起こす薬物もあり注意を要する．

II 高齢者の薬物動態

　薬物動態は，薬物の吸収，体内分布，代謝，排泄という過程をたどる．高齢者では臓器の加齢性変化がこの薬物動態に大きく影響を及ぼすため，身体状態を正確に把握した上で，薬物を処方しなければならない．

1 吸収

加齢により消化管血流量や消化管運動は低下するが，多くの薬物は受動拡散で吸収されるため，実際に影響を受けるものはほとんどないと考えられている[1]．

2 分布

加齢により細胞内水分や脂肪以外の容積が減少する一方，脂肪成分は増加する．そのため親水性薬物の血中濃度は上昇するが，ベンゾジアゼピン系抗不安薬のような脂溶性薬物の体内分布は増加し血中濃度は低下する．同時に，組織親和性が高くなることより半減期が長くなり，蓄積効果が出やすい．体内に蓄積されている間に次の薬が投与されると血中濃度が上昇し続ける．その結果，高齢者では同じ薬剤量を投与しても血中濃度の上昇が遅延するため作用開始の遅延が起こる一方で，作用持続時間の延長や急激な過鎮静などの副作用や中毒症状が生じやすい．

3 代謝

薬物代謝を担う主な臓器の1つに肝臓があるが，高齢者では肝血流，肝機能の低下により代謝は加齢に伴い低下する．特に肝臓での代謝率が高い薬物では血中濃度が上昇しやすく，作用時間の延長によって副作用が出現しやすい．また，高齢者は多剤併用していることが多く，薬物代謝酵素チトクローム P450（CYP）を共有する薬剤の代謝への影響や，CYP を阻害あるいは誘導する薬物により，併用薬の代謝が影響を受けることがあるため注意しなければならない[2]．

4 排泄

腎血流量と糸球体濾過量は加齢により直線的に低下するため，薬物排泄率も低下する．特に腎排泄型の薬物では血中濃度が上昇しやすいため，副作用の発現率が高くなる．特に高齢者は，腎機能を評価した上で投与量を決定することが望ましい．

5 加齢による薬剤感受性の変化

　高齢者において薬物の過剰反応が起こる要因として，薬物動態の変化に伴う血中濃度の上昇のほかに，臓器における薬剤感受性の亢進が考えられる．特に加齢に伴う神経細胞の減少や脳血流の低下によって薬物に対する中枢神経系の感受性が亢進し，本来の作用や副作用が若年者より出現しやすくなる．また血液脳関門が脆弱化しており，通常は脳内に移行しないような薬物でも直接的に中枢神経系に作用し，重篤な副作用を生じることがある．

III 高齢者における抗不安薬の臨床効果

　不安障害，統合失調症，双極性障害，睡眠障害のほかに，認知症の行動・心理症状（behavioral and psychological symptoms of dementia：BPSD），すなわち周辺症状に対して，ベンゾジアゼピン系抗不安薬が頻用されている．この主な作用には，抗不安作用，鎮静・催眠作用，筋弛緩作用，抗けいれん作用があり，高齢者に対しても，興奮や不安・焦燥，不眠などがターゲットとなりやすい．

IV 抗不安薬の副作用と有害事象

　眠気，ふらつき，脱力感，倦怠感といったベンゾジアゼピン系抗不安薬の鎮静・催眠作用，筋弛緩作用によるもの[3]のほかに，耐性・依存形成，離脱症候群，乱用といった問題が生じる．そのなかでも高齢者では特に奇異反応，鎮静・催眠作用や筋弛緩作用に伴うふらつき・転倒，認知機能低下に注意を払わなければならない．

1 奇異反応[3,4]

　奇異反応とは，ベンゾジアゼピン系抗不安薬の投与によって，抑うつ状態，幻覚・妄想などの精神病状態ないし躁状態，敵意・攻撃などの精神症状が引き起こされることである[4]．投与例の0.2〜0.7％に起こり，頻度としてはそれほど多くないが，抑うつ状態が悪化して希死念慮や自傷行為，自殺

企図へ至ることも指摘されている[5]．一般的に奇異反応は，ベンゾジアゼピン系抗不安薬による脱抑制により生じるが，もともとの性格傾向が尖鋭化する場合や，元来衝動コントロールが不良な場合があり，さらには加齢による中枢神経系の脆弱性も関与するといわれている．また，必ずしもベンゾジアゼピン系抗不安薬に起因するものではないことも指摘されている[4,5]．このような奇異反応が生じた場合，速やかに薬物の減量，中止を行うことが望ましい．

2 ふらつき・転倒

高齢者は骨粗鬆症の合併も多いため，転倒により骨折しやすく，骨折が起こると日常生活に重大な支障をきたすことから，介護負担を大きくする要因となる．向精神薬は転倒を引き起こしやすい薬物の1つであり，抗精神病薬，抗うつ薬，抗不安薬，睡眠薬などは，転倒の危険性を2〜5倍ほど増大させるという．

抗不安薬は各々の半減期によって作用時間が異なり，短時間作用型（6時間以内），中間作用型（12〜24時間以内），長時間作用型（24時間以上），超長時間作用型（90時間以上）に分類される．そのなかでも長時間・超長時間作用型薬剤は体内蓄積や転倒などの問題が生じやすいため，高齢者に対して長時間作用型抗不安薬の使用は控えるべきである．

3 認知機能低下

ベンゾジアゼピン系抗不安薬により長期記憶をはじめ[6]，様々な認知機能が障害されるといわれている[3,7〜12]．ベンゾジアゼピン系抗不安薬は，辺縁系や大脳皮質のベンゾジアゼピン受容体と関連してGABA受容体機能を亢進させ，神経過剰活動を抑制することで抗不安作用，催眠作用を発揮する．このGABA-ベンゾジアゼピン受容体は海馬を中心に分布しているが，ベンゾジアゼピン系抗不安薬により海馬の記憶機能が抑制されるため，記憶障害が生じるものと考えられている．またベンゾジアゼピン系抗不安薬の長期服用による認知機能障害として，空間視力障害，IQの低下，協同運動障害，言語性記憶および注意力の障害が報告されている[13]．Billiotiら[14]は長期服用と認知症発症に関して，認知症の発症危険率は，新たにベンゾジアゼピン

系抗不安薬の服用を開始した群では，非服用群と比較して50％程度増加すると報告している．しかしながら現在のところ，ベンゾジアゼピン系抗不安薬と認知症発症との因果関係に関して，一貫した見解は得られていない．

V 高齢者における抗不安薬の使用上の留意点（表1）

　高齢者の不安・焦燥に対して，即効性の高いベンゾジアゼピン系抗不安薬を使用しがちであるが，上述したように高齢者の薬物動態では，体内に薬剤が蓄積されやすく作用時間の延長が生じる．そのためベンゾジアゼピン系抗不安薬のなかでも血中半減期の短いものを選択しなければならない．短時間作用型の抗不安薬はクロチアゼパム（リーゼ®），エチゾラム（デパス®），中間作用型の抗不安薬ではアルプラゾラム（コンスタン®），ロラゼパム（ワイパックス®），ブロマゼパム（レキソタン®）が推奨される．抗不安薬の中でセロトニン1A（5-HT_{1A}）部分作動薬（パーシャルアゴニスト）でアザピロン系化合物に属するタンドスピロン（セディール®）にも抗不安作用を認め，

表1 薬物有害作用の予防・診断のための注意点

1. 危険因子
　多剤服用（6剤以上），他科・他院からの処方
　認知症，視力低下，難聴などのコミュニケーション障害
　腎障害（慢性腎不全），肝障害（慢性肝炎，肝硬変），低栄養

2. 定期チェック
　薬剤服用（コンプライアンス），薬効の確認
　一般血液検査（肝障害，腎障害，顆粒球減少など）
　薬物血中濃度（必要なもの）

3. 診断
　意識障害，食欲低下，低血圧など，すべての新規症状について，まず有害作用を疑う
　新規薬剤服用に伴う皮疹，呼吸困難では薬物アレルギーを疑う

4. 治療
　原因薬剤の中止・減量；場合によってはすべての薬剤を中止して経過を観察．中止により原病が悪化することがあり注意
　薬物療法；症候が重篤な場合，対症療法として行う．薬剤性胃炎に対しては，予防的投薬も考慮

（秋下雅弘，著．In: 日本老年医学会，編．高齢者の安全な薬物療法ガイドライン 2005．東京：メジカルビュー社；2005．p.21 より許可を得て転載）[2]

副作用が少なく依存性もないため，以前は高齢者の不安症状に推奨されていた．しかし効果発現までが緩徐であり，ベンゾジアゼピン系抗不安薬より即効性や効果が劣るため，現在では使用機会は減ってきている．

開始用量については，腎機能や肝機能の状態を十分に考慮した上で判断しなければならない．加齢による臓器の機能低下がありうるため，一般成人の1/2～1/3からの開始が望ましい．服薬中には必ずコンプライアンスや副作用の有無を確認することが必要である．内服を一度開始すると比較的即効性があるため，減量や中止の判断が難しい．しかし，長期的に向精神薬を内服した場合，上述したように様々な副作用や有害事象が出現しやすくなることや，薬物の急激な中断による離脱症状が起こりやすくなることを十分に考慮し，漫然と長期に投与することは極力避けなければならない．実際，ヨーロッパのガイドラインによれば，ベンゾジアゼピン系の睡眠薬は，原則4週間以内で，また抗不安薬は原則8～12週間で中止を検討するように勧告されている[15]．

認知症患者が呈する不安症状については「米国精神医学会治療ガイドライン」ではベンゾジアゼピン系抗不安薬の使用について言及されていない[16]．また，わが国の「認知症疾患治療ガイドライン」では，認知症患者の不安に対する有効な薬物は，非定型抗精神病薬のリスペリドン（リスパダール®）（グレードB），オランザピン（ジプレキサ®）（グレードB），クエチアピン（セロクエル®）（グレードC1）の使用が推奨されている．ベンゾジアゼピン系抗不安薬については軽度の不安症状を緩和するためには有用だが，あくまでも短時間作用型のものを短期間に限り使用すべきと記されている[17]．

さらに高齢者の不安症状に対して，選択的セロトニン再取り込み阻害薬（selective serotonin reuptake inhibitor：SSRI）を用いることがある．これは元来抗うつ薬ではあるが，抗不安作用に優れており，パニック障害や強迫性障害，あるいは心気的な不安症状などにも，有効性が検証されている．ベンゾジアゼピン系抗不安薬に伴う多彩な副作用やリスクを考えれば，SSRIはより安全であり，抑うつを伴ったり，とらわれが頑なであったりする場合など，この選択が望ましいことも少なくない．しかしSSRIの多くはCYP代謝阻害をきたすため，これを用いる際には，併用薬との相互作用に注意すべきである．

VI 服薬管理

　高齢者の薬物療法では，服薬管理能力も非常に重要になってくる．高齢になると薬に対する理解力，薬剤容器の開封能力が低下することによりアドヒアランスが悪くなる．そのことで十分な薬効が得られなかったり，予想外の有害事象を招いたりしやすいことが容易に想定される．服薬アドヒアランスが保たれないことが危惧される場合，以下のような工夫が有用とされる．

1 服薬数を少なく

　降圧薬や胃薬など類似した薬物が複数ある場合，一剤もしくは合剤にまとめる．また，漫然と投与されているような投与意義が低い薬物がある場合は，処方医と継続の意義を検討し，可能であれば中止するなど服薬調整を行う．

2 用法の簡便化

　1日3回服用から2回あるいは1回への切り替えをしていく．また，食前・食間・食後など，服用方法の混在を避ける．

3 介護者が管理しやすい服用法

　可能であれば，出勤前，帰宅後など介護者が管理しやすい時間帯を確認して，規則的な服薬を支援してもらう．

4 剤形の工夫

　口腔内崩壊錠や貼付剤など服用しやすい剤形を選択する．

5 服薬状況の明瞭化

　整理箱や服薬カレンダーなどを使用し，視覚的に服薬状況が確認できるようにする．

おわりに

　高齢者医療に従事する者は，加齢に伴う生理的変化や薬物療法の原則を身

につけ，高齢患者に対して安全で有効な薬物療法を行うよう常に意識していかなければならない．たとえ不安・焦燥が強い場合などでも，安易に薬物に頼らず，患者の不安の訴えに十分に耳を傾けるといった精神療法的アプローチをまずは優先し実践すべきであろう．さらには環境調整，そしてデイサービスなどの社会的資源などを活用しながら，患者の機能やQOLを配慮しつつ，多角的サポートの中で支援していくことが重要になるものと考える．それでもベンゾジアゼピン系抗不安薬を使用すべきと判断される場合には，身体状態を把握した上で，筋弛緩作用や認知機能の低下などの副作用に十分注意しながら，必要最低限の量をできるだけ短期間で用いるよう心がける必要がある．

文献

1) 伊賀立二．高齢者の薬物療法の基礎—薬物動態学，薬力学からのアプローチ．In: 大内尉義，他編．日常診療に活かす老年病ガイドブック2 高齢者の薬の使い方．東京: メディカルビュー社; 2005. p.2-9.
2) 日本老年医学会，編．高齢者の安全な薬物療法ガイドライン2005．東京: メディカルビュー社; 2005. p.144-9.
3) 野村総一郎．Ⅲ-2-2 ベンゾジアゼピン系抗不安薬・アザピロン系抗不安薬．In: 日本臨床精神神経薬理学会専門医制度委員会，編．臨床精神神経薬理学テキスト．東京: 星和書店; 2006. p.221-31.
4) 上田幹人，下田和孝．ベンゾジアゼピンの奇異反応．臨床精神医学．2006; 35: 1663-6.
5) 下田和孝．Ⅳ-D．抗不安薬の副作用．In: 村崎光邦，他編．臨床精神医学講座・第14巻；精神科薬物療法．東京: 中山書店; 1999. p.233-43.
6) 押淵英弘，稲田 健，石郷岡純．ベンゾジアゼピンと記憶障害．臨床精神医学．2006; 35: 1659-62.
7) Halon JT, Horner RD, Schmader KE, et al. Benzodiazepine use and cognitive function among community-dwelling elderly. Clin Pharmacol Ther. 1998; 64: 684-92.
8) Peron EP, Gray SL, Hanlon JT. Medication use and functional status decline in older adults; A narrative review. Am J Geriatr Pharmacother. 2011; 9: 378-91.
9) Puustinen J, Nurminen J, Lopponen M, et al. Use of CNS medications and cognitive decline in the aged; A longitudinal population-based study. BMC Geriatr. 2011; 11: 70.
10) Puustinen J, Nurminen J, Vahlberg T, et al. CNS medications as predictors of

precipitous cognitive decline in the cognitively disabled aged: A longitudinal population-based study. Dement Geriatr Cogn Dis Extra. 2012; 2: 57-68.
11) Rosenberg PB, Mielke MM, Han D, et al. The association of psychotropic medication use with the cognitive, functional, and neuropsychiatric trajectory of Alzheimer's disease. Int J Geriatr Psychiatry. 2012; 27: 1248-57.
12) 高瀬勝教, 奥川　学, 吉村匡史, 他. ベンゾジアゼピンが認知・運動機能に及ぼす影響. 臨床精神医学. 2006; 35: 1653-8.
13) 篠原もえ子, 山田正仁. 薬剤による認知機能障害. Brain Nerve. 2012; 64: 1405-10.
14) Billioti de Gage S, Bégaud B, Bazin F, et al. Benzodiazepine use and risk of dementia: Prospective population based study. BMJ. 2012; 345: e6231.
15) European Medicines Agency. Summary of product characteristics for benzodiazepines as anxiolytics of hypnotics. 1994. http://www.ema.europa.eu/docs/en_GB/document_library/Scientific_guideline/2009/09/WC500003774.pdf.
16) Ⅲ. 治療原則と選択肢 D. 身体的治療 3-d. ベンゾジアゼピン系薬剤. In: 米国精神医学会, 編. 日本精神神経学会, 監訳. アルツハイマー病と老年期の痴呆 (米国精神医学会治療ガイドライン). 東京: 医学書院; 1999. p.68-9.
17) 3章 認知症への対応・治療の原則と選択肢. In: 日本神経学会, 監.「認知症疾患治療ガイドライン」作成合同委員会, 編. 認知症疾患治療ガイドライン. 東京: 医学書院; 2010. p.96-8.

〈宇和典子〉

・第4章・ 注意を要する場合の抗不安薬の使い方

4 勤労者に対して抗不安薬を使用する際に知っておきたいこと

　働く世代のストレス関連疾患をはじめとした精神疾患の増加が注目を浴びている．また，向精神薬を内服しながら，就労を継続している勤労者も多い．そのような背景のなか，国は精神障害者の雇用を義務づける方針を2018年4月から行うように打ち立てた．つまり今後は，向精神薬を内服しながら就労を行う勤労者が増えることが予測される．本邦で使用可能な抗不安薬には，主にベンゾジアゼピン系薬剤，5-HT$_{1A}$受容体部分作動薬（主にタンドスピロン），抗うつ薬〔主に選択的セロトニン再取り込み阻害薬（selective serotonin reuptake inhibitor：SSRI）〕などがあげられる．しかし多くの精神科医や患者自身が「安定剤」「抗不安薬」として頭に浮かぶのは，ベンゾジアゼピン系薬剤であろう．本章では，ベンゾジアゼピン系薬剤を中心に勤労者が用いる際の注意点などについてまとめ，いくつかの具体的な職種をあげながら抗不安薬の使用と注意点についてまとめる．

I ベンゾジアゼピン系薬剤の特徴と本邦の処方特性

　ベンゾジアゼピン系薬剤は，それまでに不安の治療に用いられてきたバルビツール酸系薬剤と比較して，耐性を生じさせにくく安全性の高い薬物という評価の下，発売直後から爆発的に処方件数が増加した．しかし，徐々にベンゾジアゼピン系薬剤による依存形成や退薬症候などが存在することが明らかになり，欧米先進諸国を中心としてベンゾジアゼピン系薬剤の処方件数が激減した．本邦は，世界各国と比較してもベンゾジアゼピン系薬剤の処方が多い国の一つである．実際に，日本より処方件数が少ない海外のデータでも，米国では11％の人が何らかのベンゾジアゼピン系薬剤を使用していたと報告[1]しており，米国成人人口のうち約2％が処方薬のベンゾジアゼピン系薬剤を睡眠薬あるいは精神安定剤として，定期的に5〜10年，あるいは

それ以上服用していたとされる．同様の数字が英国，ほとんどの欧州各国，いくつかのアジア諸国にも当てはまる．日本でのデータはないが，それ以上の勤労者がベンゾジアゼピン系抗不安薬を使用しながら，働き続けていることが推察される．

II 勤労者にベンゾジアゼピン系薬剤を投与する際に把握しておくべき副作用〜業務に影響が出る可能性がある副作用〜

1 過鎮静

　過鎮静とはベンゾジアゼピン系薬剤の効きすぎている状況であり，用量依存的である．働く機能に影響が出る症状としては，傾眠，集中力低下，協調運動障害，筋脱力，めまい，精神錯乱などがあげられる．ベンゾジアゼピン系薬剤を夜に服用し，特に長時間作用型の場合には「持ち越し効果」として翌日にも鎮静作用が持続することがある．しかし，一般的に鎮静作用は1〜2週間程度で耐性が形成されるために，長期に眠気を訴え続けることはそれほど多くない．実際にベンゾジアゼピン系薬剤を日中服用している不安の強い患者が眠気を訴え続けることはめったにない．しかし，判断力や記憶機能の一部は損なわれたままの可能性があるので注意が必要である．

2 ふらつき

　ベンゾジアゼピン系薬剤を内服した後からふらつきが生じることが知られている．高齢者に多く転倒のリスクが高まることも知られているが，実際には勤労者にも多く，高所作業をはじめとした作業などでは十分注意が必要である．ふらつきは，開眼時，閉眼時ともにプラセボと比較して有意に起こるものの，その程度は開眼時の方が少ない[2]とされる．

3 薬物相互作用

　ベンゾジアゼピン系薬剤は併用により相加的作用を発揮する．勤労者で特に注意を要するものはアルコールとの相互作用である．「ノミュニケーション」（「飲む」と「コミュニケーション」を合わせた造語で，飲みながらコミュ

ニケーションをとる)」という言葉があるくらい，本邦の職場では飲酒の機会は多いことが知られているため，ベンゾジアゼピン系薬剤を常用している勤労者は注意が必要である．

4 記憶障害

　不安や不眠に対して用いられる常用量の使用であっても，記憶障害をもたらすことがある．集中力，注意力不足が1つの原因となって，新たな情報の取得が不十分となる．さらにエピソード記憶の特異的な欠損を引き起こすことがあるので注意が必要である．つまり，最近の出来事，それが起きた時の状況，そして時間経過を思い出すことができなくなるということである．エピソード記憶の障害は職場では，「ど忘れ」につながるために仕事上のミスにもつながる．その一方で，他の記憶機能（言葉の記憶力，長期記憶の想起力）は損なわれないとされている．ベンゾジアゼピン系薬剤は耐性が生じるが，一般的に記憶力，認知機能への作用に対する耐性は完全に形成されることはないとされ，慢性服用患者の機能は損なわれたままで，離脱後徐々に回復していくものの，しばしば不完全であるので注意が必要である．ベンゾジアゼピン系薬剤の記憶障害は用量依存性である[3]ため，使用方法にも注意が必要である．

5 逆説的興奮作用

　ベンゾジアゼピン系薬剤は時に，不安，易怒性，過活動的行動，攻撃的行動を増大させるような本来期待される作用と反対の作用を引き起こすことがある．職場内でも易怒的となって周囲の同僚や上司との間でトラブルが増えたりすることもある．特に不安傾向の強い人や攻撃的な人にみられることが多いので適切な使用が必要である．

6 耐性

　常用することで，ベンゾジアゼピン系薬剤に耐性が形成される．つまり当初の服薬量は次第に効果が薄れ，当初の効果を得るためにはより高用量が必要とされる．ベンゾジアゼピン系薬剤の様々な作用への耐性は，個体間で差異がある．それはおそらくパーソナリティ特性やストレスに対する感受性に

反映されている，内因性（固有）の神経学的，化学的性質の違いによるものであろう．耐性の形成がベンゾジアゼピン依存の原因の一つであり，離脱症候群への準備段階にもなる．

7 依存

　ベンゾジアゼピン系薬剤は依存性のある薬剤である．治療用量でさえも依存症になってしまい，そのような方にはいくつかの特徴がある．

　「処方された治療用量を数ヵ月あるいは数年間服用している」，「通常の業務をこなすためにベンゾジアゼピン系薬剤を徐々に必要とするようになってきた」，「処方当初の適応症が消失したにもかかわらず，ベンゾジアゼピン系薬剤を使用し続けている」，「離脱症状のために減薬・断薬が困難である」，「次回までの服薬の間に不安症状が出現するか，次の服薬を早めたいという渇望を訴える」，「処方薬を繰り返し入手するために定期的に医師のもとを訪れたり複数の医療機関を受診したりする」，「次の処方薬がすぐに入手できない場合には，不安になり，薬を自分の身辺に携帯し，ストレスが予想される出来事の前や，慣れないベッドで寝る前に追加服薬することがある」，「実際に職場を途中で抜け，様々な医療機関を受診するなどの行為がみられるために，勤務にも多大な影響が出る」，また，「医師の処方量上限に達すると，さらなる補充分を得るために複数の医師あるいは診療科を訪れることや，インターネットで正規ルートでない方法で購入することもある」．このような患者は，不安や抑うつが強くパーソナリティに問題がある傾向を認め，鎮痛薬やアルコールの依存を合併していることも少なくない．

8 退薬症候

　勤労者のベンゾジアゼピン系薬剤の長期使用後の退薬時の問題点では，不安，焦燥，不眠，イライラ，抑うつ気分，記憶障害，集中力障害，発汗などがあげられる．一般的に臨床用量使用の場合の離脱時の症状は軽く，長期使用の場合は重度であると言われているため，一時的な使用が望まれる．2014年に厚生労働省は，抗不安薬の投与を減らすべく，抗うつ薬の4剤，抗不安薬の3剤，睡眠薬の3剤以上の投与に関しては処方箋料をカットすることとなった．厚生労働省研究班の報告では，3剤以上の睡眠薬処方が

6％，抗不安薬の処方が2％だったことを報告している．今後こういった勤労者で複数の薬剤を処方されていた患者は，中止されていく可能性がある．その際には退薬症候についても十分注意しないと，上記離脱症状のために就労に影響が出る可能性も少なくない．離脱症状は，投与量には関係なく投与期間と関連するとの報告[4]もあるので注意が必要である．

III 運転と抗不安薬

　現代の車社会において，現実的には，車なしで日常生活や就労を継続することが困難である．そもそも首都圏以外においては，交通手段の多くは自動車である．しかし，ベンゾジアゼピン系薬剤，タンドスピロン，SSRIをはじめとした抗うつ薬は，内服中には自動車運転をしてはいけない旨が添付文書に記載されている．おそらく多くの医師や薬剤師がそれに気づいているが，矛盾を抱えたままそれらの薬剤を処方している．もちろんその旨を丁寧に患者に説明している場合もあるが，そういった症例でも通勤をはじめ仕事や日常生活に自動車運転を行っている勤労者も多いと推察される．特に，睡眠薬は就寝前に内服するので日中に自動車を運転してもかまわないと誤解している人が多い．しかし，添付文書上は睡眠薬を飲んでいる期間は日中でも自動車を運転することは禁じられている．

　添付文書への記載方法も数種類あることがわかる．SSRIであるパロキセチン，セルトラリン，エスシタロプラムの添付文書には比較的緩やかな記載がなされている．重要な基本事項として，「眠気，めまい等があらわれることがあるので，自動車の運転等危険を伴う機械を操作する際には十分注意させること」と記載されている．注意喚起を患者にすれば，患者は自動車を運転しても構わないことがわかる．その他の大部分の薬剤の添付文書には重要な基本的注意として，「眠気，注意力・集中力・反射運動能力等の低下が起こることがあるので，本剤投与中の患者には，自動車の運転等危険を伴う機械の操作に従事させないよう注意すること」と記載されている．最も拡大解釈すると，自動車の運転等危険を伴う機械の操作に従事する者にはこれらの薬物を処方してはならないと受け取ることさえできる．睡眠薬の添付文書には重要な基本的注意として「本剤の影響が翌朝以後に及び，眠気，注意力・

集中力・反射運動能力等の低下が起こることがあるので，自動車の運転等危険を伴う操作に従事させないように注意すること」と記載されている．つまり，抗不安薬を使用している患者に対する運転は大変慎重さが求められている．ただし，これらの記載は抗不安薬をはじめとした向精神薬のみならず，多方面の薬剤にこれらの記載があるため，現実的にすべてを網羅することはなかなか困難で，それぞれの薬剤に対する影響を適切に評価した良質な研究が待たれる．本邦でもいくつか抗うつ薬の運転技能に対する効果が報告されており，それによると，薬剤ごとに運転技能への影響は異なることが示されており，SSRIやミルタザピンの連続投与ではプラセボと時期によっては差異がなく，アミトリプチリンはパロキセチンやプラセボと比較して平衡機能に影響を与えることが報告[6,7]されている．今後はそれぞれの薬剤の特性やその影響についてきちんと調査した上できめ細やかな評価が望まれる．

職種のなかには，運転業務が中心となる職種がある．例えば，タクシーやバス，電車の運転手，パイロットなどである．これらの職種ではそれぞれの会社の規定で向精神薬の内服自体が運転業務をさせないことになっていることも少なくない．職場としては安全配慮義務があるため，運転に対しての対応は慎重さが求められているが，十分把握できていない場合もあるので注意が必要である．

IV 職種と抗不安薬使用

各勤労者はそれぞれの職場で労務を行っており，各職場では様々な能力を必要とする．ここでは，いくつかの具体的な職種とともに抗不安薬治療の要点について述べる．

1 高所作業

高所作業とは，労働安全衛生規則第518条で「高さが2メートル以上の箇所で作業を行う．場合において墜落により労働者に危険を及ぼす恐れのある時は，足場を組み立てる等の方法により作業床を設けなければならない」と定義されている．高さが2メートル未満の場所であっても「墜落・転落」の恐れのある作業も高所作業に該当するとされている（例えば，作業床の端，

開口部などで危険を及ぼす恐れのある場合).建設業における死亡災害件数は,ほぼ横ばいまたは微減状況にあるものの,日本全国で毎年600人近い人が亡くなっており,死亡原因の約4割が高所からの「墜落・転落」が占めている.このような状況のなか,抗不安薬によりふらつきや過鎮静などの副作用がみられる勤労者はリスクが高まることが予測され,細心の注意が必要である.

2 交代勤務

交代勤務では,仕事の影響で睡眠の質が悪くなり,睡眠−覚醒リズムを乱していることがわかる.同時に睡眠薬の使用,抗不安薬を睡眠薬代わりに用いることも少なくない.しかし,その一方で24時間社会といわれている現代では交代勤務は避けられないだろう.そもそも,夜勤では眠るべき時間帯に起きて,起きるべき時間帯に眠るので,睡眠の質が悪くなり,作業中に眠くなるのを避けにくい面がある.日勤時や休日にはできるだけ日中に自然光を浴び,体を動かすなど昼夜のメリハリを保つ必要がある.交代勤務者には,夜勤明けに抗不安薬の使用,アルコールの使用などにより睡眠の確保をする勤労者がみられるが,睡眠覚醒リズムの長期間にわたる乱れなどが身体疾患,精神疾患のリスクファクターとなり得ることを知っておいた方がよい.

3 対人関係が中心の業務

対人関係が中心の業務中の抗不安薬の投与は,対人緊張が非常に強い勤労者の場合にはプラスに働くこともあることを考えなければならない.緊張で声が上ずる,生汗が出る,動悸がひどくなるなどが出現するような勤労者では,適切な抗不安薬の投与によりそれらの症状が緩和され,適度な緊張感のなか業務をこなせる可能性がある.もちろん,ある程度の認知機能への影響や情緒面(特にイライラや易怒性など)に対しての副作用の評価は必要であり,用量が増えると「会議中での発言を忘れる」「とんちんかんな言動がみられる」などもあるので,臨床症状の把握は必要になるだろう.

おわりに

　ベンゾジアゼピン系薬剤を中心に勤労者に対する影響について述べた．主にベンゾジアゼピン系薬剤の副作用的な側面から様々な観点について述べたが，そもそも本当に勤労者のパフォーマンスを下げるか否かについては，エビデンスの高い研究は少ないのが現状である．不安が高い，睡眠の質が低い，緊張が高い勤労者のなかには抗不安薬の使用でむしろパフォーマンスが上がる可能性さえもある．もちろん先にも述べたように，認知機能への影響やふらつきなどは事故につながる可能性もあるので十分な注意が必要であるし，本邦でのベンゾジアゼピン系薬剤の使用量が多いことなどは十分理解した上で適正使用が求められる．また，良質な研究を行いきちんとした根拠を持って運転業務や勤労者に対する向精神薬投与についての見解を広げてもらいたい．

文献

1) Ashton H. Benzodiazepine Abuse, Drugs and Dependence, Harwood Academic Publishers. London & New York: Routledge. 2002. p.197-212.
2) Berlin I, Warot D, Hergueta T, et al. Comparison of the effects of zolpidema and triazolam on memory functions, psychomotor performances, and postural sway in healthy subjects. J Clin Psychopharmacol. 1993; 13: 100-6.
3) Goneim MM, Mewaldt SP, Hinrichs JV. Dose-response analysis of the behavioral effects of diazepam: II. Psychomotr performance, cognition and mood. Psychopharmacology. 1984; 82: 296-300.
4) Hallstrom C, Lader M. Benzodiazepine withdrawal phenomena. Int Pharmacopsychiatry. 1981; 16: 235-44.
5) Furukawa TA, Streiner DL, Young LT. Antidepressant and benzodiazepine for major depression. Cochrane Database Syst Rev. 2002; (1): CD001026.
6) Iwamoto K, Kawano N, Sasada K, et al. Effects of low-dose mirtazapine on driving performance in healthy volunteers. Hum Psychopharmacol. 2013; 28: 523-8.
7) Miyata S, Noda A, Iwamoto K, et al. The effects of acute treatment with paroxetine, amitriptyline, and placebo on the equilibrium function in healthy subjects: a double-blind cross over trial. Int J Psychiatry Clin Pract. 2014; 18: 32-6.

〈堀　輝〉

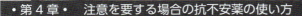
・第4章・ 注意を要する場合の抗不安薬の使い方

5 他の薬剤と併用する場合
(向精神薬, 身体的治療薬)

　精神科領域の薬物療法では, 可能な限り単剤で治療することが求められている. 一方, 多様な精神症状を示す症例, comorbidity を合併している症例あるいは難治性の経過を有する症例に遭遇することは珍しくなく, 日常臨床では単剤での治療が困難なこともある. また, 精神科受診以前より身体疾患の治療が行われている症例では, 複数の薬物の併用を余儀なくされる. したがって, 抗不安薬と向精神薬間あるいは抗不安薬と身体疾患治療薬間との薬物相互作用の影響を予測した薬物療法を考慮する必要がある.

　抗不安薬は薬物動態的に治療指数が広い. つまり, 血中薬物濃度が高値を示しても副作用の重症度および頻度は決して高くない. しかし, その薬物相互作用の知識が欠けていると, 傾眠や過鎮静などに慌てることになる.

I 薬物動態からみた抗不安薬の分類

　簡単に言うと, 抗不安薬はその代謝経路から2つに分類できる. 一つは cytochrome P450 (CYP) 3A (後述) と呼ばれる薬物代謝酵素がその代謝に関与するものであり, もう一つは主にグルクロン酸転移酵素により代謝され CYP3A の関与が限られているものである. いまだに代謝経路が明確にされていない抗不安薬も少なくないが, 抗不安薬の多くが前者と考えられる. 確実に後者に相当するのは, ロラゼパム (ワイパックス®) のみであり, それ以外の抗不安薬は CYP3A が関与すると記憶しておけば, 今のところ臨床現場では十分である.

II 薬物動態学的相互作用

1 薬物の体内動態

投与された薬物は投与された経路により様々な部位から吸収され，血流を介し組織に分布する．多くの薬物は作用部位に到達する前後で代謝を受け排泄され，あるものは代謝を受けず排泄される．薬物動態はこれら吸収，分布，代謝，排泄の4つの経路からなるが，その各段階で薬物相互作用が生じる可能性がある．理論的には，4つのうち1つでも経路を共有している薬物が併用されると，その薬物動態の変動を引き起こし薬物相互作用が生じる可能性がある．

2 吸収と薬物相互作用 [1,3)]

経口投与される薬物の吸収経路は消化管が主である．経口投与での薬物相互作用を考える場合，消化管での吸収に影響を与える因子が重要である．腸管上皮細胞には薬物代謝酵素CYP3Aがあり，これが関与する薬物相互作用が存在する．

グレープフルーツジュース

グレープフルーツジュースに含まれるフラノクマリンは腸管上皮に存在する薬物代謝酵素（CYP3A）を阻害し，薬物の吸収を増加させる．腸管および肝臓での初回通過効果が高い薬物ではグレープフルーツジュースの影響が大きい．例えば，本来は経静脈的に投与するミドゾラム（ドルミカム®）を経口で用いた研究がある．経口では初回通過効果が50％であるミドゾラム（ドルミカム®）を単回投与すると，グレープフルーツジュース飲用によりミドゾラム（ドルミカム®）のクリアランスは50％以上低下する．一方，初回通過効果が8％であるアルプラゾラム（コンスタン®/ソラナックス®）では，グレープジュースの影響は非常に小さい．一方，初回通過効果が明確な抗不安薬は決して多くない．

カルシウム拮抗薬ではグレープフルーツジュースは併用注意とされており，この併用に関して一般人の関心が高い．しかし，抗不安薬は治療指数が高く，感受性が高い症例を除いてはグレープフルーツを禁止する必要はない

5. 他の薬剤と併用する場合（向精神薬，身体的治療薬）

だろう．

3 分布と薬物相互作用

　腸管その他から吸収された薬物は，血流を介し組織に分布し薬物作用部位に到達する．血流では，一定の割合で血漿蛋白と結合する．抗不安薬は塩基性薬物に属し α_1-acid glycoprotein に結合する．作用部位で効果を発揮するのは，血漿蛋白に結合しない，遊離型の薬物である．よって，併用した薬物が血漿蛋白部位を競合し，それまで血漿蛋白に結合していた薬物が押し出され遊離型の薬物が増加する事態が起こると，その薬物の作用が増強するといった相互作用が生じる．

　抗不安薬は血漿蛋白結合率が高く，この薬物相互作用は起こりやすいと考えられる．抗不安薬に関するこの種類の相互作用はまだ検討されてない．しかし，同効の抗不安薬を2剤以上併用すると倍以上の薬理作用が生じる可能性があり，この薬物相互作用の観点からも多剤併用は推奨されない．

4 代謝と薬物相互作用

　抗不安薬は肝で薬物代謝酵素により代謝される．第1相反応では酸化，還元，加水分解などの反応により極性が増加する．その後，グルクロン酸抱合などの第2相反応により，さらに水溶性が高められる．多くの代謝物は第2相反応を経て尿，胆汁中に排泄される．薬物代謝酵素のなかで最も重要なものが第1相反応を司るCYPである．CYPには多数の分子種が存在するが，そのなかで抗不安薬の代謝に主に関わるものはCYP3Aである．参考のために，CYP3Aの基質，誘導薬，阻害薬について向精神薬に関するものは表1に，向精神薬以外の代表的薬物については表2に要約した．

　薬物相互作用は，組み合わせとして実際に併用されうる頻度，誘導薬/阻害薬の影響力，基質として影響を受ける薬物に関連する条件により，臨床的な意義を判断する必要がある．

誘導薬の観点から

　酵素誘導作用を有する薬物は限られている．代表的なものは抗てんかん薬カルバマゼピン（テグレトール®），フェニトイン（アレビアチン®），フェノバルビタール（フェノバール®），抗結核薬リファンピシン（リファジン®），抗う

4 注意を要する場合の抗不安薬の使い方

表1 向精神薬を中心とした CYP3A の基質，誘導薬，阻害薬

基質			誘導薬	阻害薬
抗精神病薬	抗うつ薬	抗てんかん薬		
クエチアピン ペロスピロン ブロナンセリン クロザピン リスペリドン アリピプラゾール ハロペリドール	セルトラリン ミアンセリン トラゾドン アミトリプチリン イミプラミン クロミプラミン	カルバマゼピン フェニトイン ゾニサミド トピラマート	カルバマゼピン フェニトイン フェノバルビタール セント・ジョーンズ・ ワート	フルボキサミン

表2 向精神薬以外の代表的な CYP3A の基質，誘導薬，阻害薬

基質	誘導薬	阻害薬
マクロライド系抗生物質 プロテアーゼ阻害薬 カルシウム拮抗薬 シクロスポリン コルチゾール スタチン リドケイン	リファンピシン	グレープフルーツジュース マクロライド系抗生物質 アゾール系抗真菌薬 プロテアーゼ阻害薬

つ効果を持つ市販のセント・ジョーンズ・ワートである．セント・ジョーンズ・ワートを除く上記薬物は，CYP3A・グルクロン酸転移酵素の両方の活性を誘導するため，すべての抗不安薬の血中濃度が低下する．どの薬物も血中濃度を 1/2 以上低下させるため，求める抗不安薬の効果が不十分な場合は，抗不安薬の増量を躊躇しない方がよい．

①カルバマゼピン（テグレトール®），フェニトイン（アレビアチン®），フェノバルビタール（フェノバール®）

カルバマゼピン（テグレトール®）は強力な CYP3A とグルクロン酸転移酵素の活性誘導作用を有する．酵素誘導作用はカルバマゼピン（テグレトール®）投与後1週間以内に生じ，投与中止1週間後には活性誘導作用は消失する．

カルバマゼピン（テグレトール®）併用による抗不安薬の血中濃度の下げ幅は，約 1/2 〜 1/4 が目安である．すでにカルバマゼピン（テグレトール®）服用中の症例に抗不安薬を追加した場合も，抗不安薬は想定される血中濃度の

半分以下になる．

　フェニトイン（アレビアチン®），フェノバルビタール（フェノバール®）もカルバマゼピン（テグレトール®）同様にCYP3Aとグルクロン酸転移酵素の活性誘導作用を有する．その誘導作用の程度はカルバマゼピン（テグレトール®）に準じてよいと考えられる．したがって，どの抗不安薬でも投与量を標準量以上にする必要がある．

②**リファンピシン（リファジン®）**

　リファンピシン（リファジン®）は小腸上皮と肝臓に存在するCYP3Aとグルクロン酸転移酵素の強力な酵素誘導作用を有する．リファンピシン（リファジン®）との相互作用は経口投与したミダゾラム（ドルミカム®）で報告されており，600 mg/日の5日間投与によりミダゾラム（ドルミカム®）の薬効をほとんどゼロにしてしまう．よって，リファンピシン使用中ではどの抗不安薬もその薬効が生じにくい．酵素誘導作用の影響が比較的小さいと想定されるロラゼパム（ワイパックス®）の方が併用しやすいが，投与量が標準量以上必要になっても不思議ではない．

③**セント・ジョーンズ・ワート（西洋オトギリソウ）**[2]

　セント・ジョーンズ・ワートは欧米では抗うつ効果を有するハーブとして用いられており，日本でも健康食品として市販されている．セント・ジョーンズ・ワートは小腸上皮と肝臓のCYP3Aの活性誘導作用を有している．カルバマゼピン同様，セント・ジョーンズ・ワートの中止1週間でその活性誘導作用は消失する．併用によりアルプラゾラム（コンスタン®，ソラナックス®）のクリアランスは2倍に増加し，半減期も半分になる．他の抗不安薬でも同様な薬物動態学的変化が予想される．

　CYP3Aを介した薬物相互作用の影響を受けないロラゼパム（ワイパックス®）の方が使用しやすい．

阻害薬の観点から

　CYPを阻害する薬物は多岐にわたる．フルボキサミン（デプロメール®，ルボックス®）はCYP3Aに中等度の阻害作用を示す．マクロライド系抗生物質〔エリスロマイシン（エリスロシン®），クラリスロマイシン（クラリス®）など〕およびアゾール系抗真菌薬〔イトラコナゾール（イトリゾール®），フルコナゾール（ジフルカン®）など〕はより強力なCYP3A阻害作用を有する．プロ

テアーゼ阻害薬〔リトナビル（ノービア®），インジナビル（クリキシバン®）など〕も強力な CYP3A 阻害作用を有する．

　シメチジン（タガメット®）以外のヒスタミン H_2 阻害薬，プロトンポンプ阻害薬，経口避妊薬，カルシウム拮抗薬もその CYP 阻害作用から CYP3A で代謝される抗不安薬のクリアランスが低下することが報告されている．しかし，抗不安薬の治療指数の高さを考慮すると，感受性が高い症例以外は併用に問題はないと考えられる．

①フルボキサミン（デプロメール®，ルボックス®）

　フルボキサミン（デプロメール®，ルボックス®）は中等度の CYP3A 活性阻害作用を有する．フルボキサミン（デプロメール®，ルボックス®）100 mg/日を連日投与するとアルプラゾラム（コンスタン®，ソラナックス®）のクリアランスは半減し，最高血漿濃度は倍になる．またアルプラゾラム（コンスタン®，ソラナックス®）血漿濃度の上昇と精神運動機能の低下が有意に関連する．

　よって，アルプラゾラム（コンスタン®，ソラナックス®）併用では抗不安薬はロラゼパム（ワイパックス®）が好ましく，CYP3A で代謝される抗不安薬が必要な場合は 1/2 を目安に投与量を減量した方がよい．

②マクロライド系抗生物質

　マクロライド系抗生物質は強力な CYP3A 阻害作用を有する．エリスロマイシン（エリスロシン®）の併用は，アルプラゾラム（コンスタン®，ソラナックス®）のクリアランスを 1/2 以下にし，半減期を倍以上にする．クラリスロマイシン（クラリス®）もほぼ同様の CYP3A 阻害作用がある．

　エリスロマイシン（エリスロシン®）やクラリスロマイシン（クラリス®）といった代表的なマクロライド系抗生物質では，添付文書にも CYP3A 阻害作用について言及があり，慎重投与を推奨する併用薬物も列挙されている．一方，ロキシスロマイシン（ルリッド®）やジョサマイシン（ジョサマイシン®）の CYP3A 阻害作用については添付文書に記載がない．しかし，筆者には，カルバマゼピン（テグレトール®）服用中の患者にロキシスロマイシン（ルリッド®）が処方されたところ，CYP3A で代謝されるカルバマゼピン（テグレトール®）の血中濃度が中毒域に達してしまった経験がある．

　CYP3A で代謝される抗不安薬を服用中であれば，抗生物質を処方前には

マクロライド系かどうかのチェックは怠らない方がいい．ロラゼパム（ワイパックス®）は安全に併用できる．アジスロマイシン（ジスロマック®）はCYP3A阻害作用を有さず，安全に併用できる数少ないマクロライド系抗生物質である．

③アゾール系抗真菌薬

イトラコナゾール（イトリゾール®），フルコナゾール（ジフルカン®）は強力なCYP3A阻害作用を有する．その阻害作用はマクロライド系抗生物質よりも強力であり，併用による抗不安薬の血中濃度上昇により精神運動機能にも有意な影響をもたらすことが明らかにされている．禁忌には分類されていないが，CYP3Aで代謝される抗不安薬との併用は避けるべきである．一方，キャンディン系抗真菌薬であるカスポファンギン（カンサイダス®）やミカファンギン（ファンガード®）はCYP3A阻害作用を有さず，安全に併用できる．

④プロテアーゼ阻害薬

プロテアーゼ阻害薬は中等度のCYP3A阻害作用を有する．ほとんどのプロテアーゼ阻害薬ではミドゾラム（ドルミカム®）が併用禁忌に分類されている．最もCYP3A阻害作用が強力なリトナビル（ノービア®）ではジアゼパム（ホリゾン®，セルシン®）も併用禁忌にされており，インジナビル（クリキシバン®）ではアルプラゾラム（コンスタン®，ソラナックス®）も併用禁忌である．

これだけ広範囲に抗不安薬が禁忌とされている薬物はほかに例がない．HIV感染症と診断されている症例では，必ず治療薬を確認する必要がある．ロラゼパム（ワイパックス®）の併用は安全であるが，CYP3Aで代謝される抗不安薬併用は避けた方がよい．

基質の観点から

抗不安薬は単剤で使用することが原則である．とは言っても，抗不安薬を2剤使用必要な症例が存在するのが臨床の現実である．CYP3Aで代謝される抗不安薬を2剤併用すると，その酵素の結合部位を競合し，一方あるいは両方の代謝が阻害され，薬物の血中濃度が上昇しうる．どちらの薬物が一方の薬物の代謝をどれだけ阻害するかは，薬物のCYP酵素阻害作用以外にも，併用された薬物の酵素結合部位への親和性の差異などが関与するため複

雑である．

　トフィソパム（グランダキシン®）は経口投与したミドゾラム（ドルミカム®）の代謝を阻害することから，中等度の CYP3A 阻害作用を有していることが想定されている．よって，トフィソパム（グランダキシン®）は他の CYP3A で代謝される薬物との併用では一定の注意が必要である．CYP3A ならびにグルクロン酸転移酵素を阻害あるいは誘導する抗不安薬はほかにはない．

5 排泄と薬物相互作用

　薬物は代謝を受け水溶性を帯び，あるいはそのままで腎より尿としてあるいは便として体外に排泄される．腎では，薬物は糸球体で濾過され，尿細管での分泌および再吸収を経て排泄される．今のところ，排泄での薬物相互作用は報告されていない．ここでの抗不安薬の薬物相互作用はないと考えられる．

III 薬力学的相互作用

　異なる薬理作用を持つ抗不安薬同士の組み合わせには，相補的な効果が期待できる．しかしながら，薬理作用が共通する抗不安薬を併用すると薬力学的に単に相加的効果のみならず相乗的作用が生じ，思わぬ副作用が発現する場合がある．研究の進展が待たれるが，今のところ系統的な報告はない．

おわりに

　薬物動態学的視点から簡潔に要約すると，CYP3A の誘導ないし阻害作用を有する薬物との併用には，グルクロン酸転移酵素で代謝されるロラゼパム（ワイパックス®）が安全である．

　上述した組み合わせをできるだけ回避することが賢明と考えられるが，臨床現場では治療的利益がリスクを上回ると判断されることも少なくない．その際には薬物相互作用のリスクを予め念頭においた上で，常に臨床症状を観察する必要がある．初期徴候が出現する時点でいち早く把握し，重症化する以前に併用あるいは薬物の中断を考慮するべきであろう．

📖 文 献

1) Haddad A, Davis M, Lagman R. The pharmacological importance of cytochrome CYP3A4 in the palliation of symptoms: review and recommendations for avoiding adverse drug interactions. Support Care Cancer. 2007; 15: 251-7.
2) Mannel M. Drug interactions with St John's wort: mechanisms and clinical implications. Drug Saf. 2004; 27: 773-97.
3) Yuan R, Flockhart DA, Balian JD. Pharmacokinetic and pharmacodynamic consequences of metabolism-based drug interactions with alprazolam, midazolam, and triazolam. J Clin Pharmacol. 1999; 39: 1109-25.

〈三原一雄, 中村明文, 近藤　毅〉

・第4章・ 注意を要する場合の抗不安薬の使い方

6 身体疾患を有する人に用いる場合

　一般に，身体疾患を合併している患者に抗不安薬を使用する場合，以下の点に注意しなければならない[1]．①抗不安薬の投与により身体状態が悪化する可能性，②抗不安薬の副作用が通常より起こりやすいこと，③抗不安薬の薬物動態が変化する可能性，④抗不安薬と身体疾患治療薬の相互作用の問題．①と②の身体状態への影響，副作用のなかでは，循環器系への悪影響，呼吸抑制，意識障害，あるいは認知機能の低下などが大きな問題になる．また肝機能障害，腎機能障害を合併した症例では③の薬物動態への影響を考慮しなければならない．④については他章で詳しく述べられているため割愛する．

　以上の3点を念頭におき，注意を要する身体疾患を有する患者にベンゾジアゼピン系抗不安薬を使用する場合の注意点や使用法について述べたい．

I 肝機能障害を有する患者への使用について

　ほとんどの抗不安薬は肝臓で代謝されるため，肝機能が低下した場合，その濃度が上昇する．肝臓における薬物処理能を規定する因子としては有効肝血流量とともに肝細胞の薬物代謝能が最も重要である．さらに，その薬剤の蛋白結合能（率）や胆道系からの排泄能なども大きく関与している．個々の薬物によってその分子量や極性，血中蛋白質との結合率などが異なっているので，肝障害時の薬物代謝の動態は複雑である．

　肝機能障害時における肝臓での薬物代謝を考えた時，脱メチル化は早期に障害されるが，グルクロン酸抱合はさほど障害されない[2]．したがって，抗不安薬のなかでも，CYP（cytochrome P450）による不活性化が大きいジアゼパム（セルシン®，ホリゾン®）やアルプラゾラム（コンスタン®，ソラナックス®）よりも，グルクロン酸抱合による不活性化が主体であるロラゼパム

（ワイパックス®）やオキサゼパム（ハイロング®）が肝障害の影響を受けにくいとされている．

　急性肝炎では，肝機能の障害に応じて，薬物の血中濃度が上昇する．また，慢性肝炎や肝硬変では，血漿蛋白が低下すると，血中で遊離状態にある薬物の割合が上昇し，薬物の作用が増強する可能性がある．実際には理論通りに変化することは稀であり，肝障害の症例に薬物の投与量をどのようにすべきか，その基準は定まっていない．肝硬変の程度を示す Child–Pugh 分類で最も軽症である Grade A（5～6点）であれば，標準投与量の 75～100％でも耐えられるであろう，という意見は存在するが[3]，それ以上の肝障害であれば，肝機能の程度だけではなく，その他の合併症の有無を含め，個々の症例に応じた慎重な対応が求められる．

　肝硬変患者で，食道静脈瘤の処置のため消化管内視鏡を施行する場合，鎮静作用を期待してジアゼパム（セルシン®，ホリゾン®）を使用することが多い．しかし，肝硬変患者ではジアゼパムの肝クリアランスが 50％程度に低下し，血中半減期が数倍に延長することが知られている[4]．そのため，ジアゼパムの使用はなるべく避け，無投薬での処置か，必要な場合のみロラゼパム（ワイパックス®）やオキサゼパム（ハイロング®）の使用を考慮すべきである．

　肝障害時に抗不安薬を使用する場合，特に注意をしなければいけないのは，肝性脳症である．進行した肝硬変患者では，血中のアンモニア値の上昇や分岐鎖アミノ酸濃度の低下が認められ，肝性脳症が出現しやすい状態にある．このような状態の患者への抗不安薬の投与は，肝性脳症やせん妄の誘発，増悪につながる可能性がある．そのため使用には十分な注意が必要である．筆者は，どうしてもその薬剤を投与しなければならない必要性がない限り，このような症例には抗不安薬の使用は極力避け，他の薬剤の使用を検討する〔例えばパリペリドン（インヴェガ®）など肝代謝をほとんど受けない抗精神病薬〕．

II　腎機能障害を有する患者および透析患者への使用について

　前項で述べたように，ほとんどの抗不安薬は肝臓で代謝される．しかし，

腎障害を有する患者に抗不安薬を使用する場合も注意が必要である．

　腎不全時には，薬物動態が変化し，特に排泄能が低下する．そのため，過鎮静やせん妄，低血圧など重篤な副作用が生じやすい．また，ほとんどの抗不安薬には透析性がないため，透析患者へ抗不安薬を投与する際でも，排泄能の低下に由来する副作用の生じやすさに差異はない．一般には，薬剤の半減期，定常状態に達するまでの時間が長くなるため，少量から開始し，副作用を監視しながらゆっくり漸増すべきだとされている[5]．

　主な抗不安薬について，薬物動態の特徴と，それを踏まえた腎機能不全，透析患者に使用する際の注意点を表1にまとめた．

　"通常の注意"の薬剤においては，透析患者に使用した場合でも排泄の遅延はほとんど生じない．しかし，透析患者では，その他にも血漿蛋白の減少による遊離型薬剤の増加，毛細血管透過性の増大，水分の貯留，他の主要臓器障害などの変化が生じる[6]．そのため，慎重な投与が必要である．実際には，通常の初期使用量の1/3〜1/2程度から処方を開始し，少量ずつ増量する．常用量の上限の1/2〜1/3程度までに留めることが安全とされている．

　腎機能障害を有する患者，特に長期にわたる透析患者は，抑うつや不安を呈しやすい．抗不安薬は，その使いやすさから，患者の苦痛を和らげるために比較的安易に処方される傾向にある．しかし，ベンゾジアゼピン系薬剤の長期投与の有用性は否定されており，依存性（特に常用量依存），認知機能

表1　個々の薬剤の薬物動態の特徴と腎機能障害・透析患者に使用する際の注意点

薬品名	蛋白結合率	代謝	腎排泄の比率	透析患者における未変化体の半減期の変化	透析性	透析患者における注意事項
アルプラゾラム	80%	肝代謝	15%（未変化体は少量）	大きな変化なし	なし	通常の注意
クロナゼパム	85%	肝代謝	40〜60%（未変化体は少量）	不明	なし	通常の注意
ジアゼパム	98%	肝代謝	大部分が腎排泄（未変化体と活性代謝物は少量）	大きな変化なし	なし	通常の注意
ロラゼパム	85%	肝第2相代謝のみ	64%（未変化体は少量）	9〜16時間（健康対照者）が32〜70時間に延長	40%が代謝物として除去	要注意

（堀川直史．日本臨牀．2012; 70: 104-9 より改変）[1]

障害などの副作用を生じ，交通事故などのリスク増大を招く[7]．透析患者ではベンゾジアゼピン系薬剤と死亡とのリスクの関係も示唆されており，可能な限り短期間（最長4週間），最小有効量のみ使用することが推奨されている．症状が改善しない場合は，抗うつ薬や抗精神病薬などの他の薬剤を検討すべきである．

III 呼吸器疾患を有する患者への使用について

不安や抑うつといった心理的なストレスは呼吸器疾患の発症や経過に影響を与え，その病態を複雑に変化させる．気管支喘息，慢性閉塞性肺疾患はその発症や経過に多くの情動的な要因が関与しているとされている[8]．

一方で呼吸器疾患を有する患者に薬剤を使用する場合，筋力の低下などから換気能の低下を招き，CO_2分圧を上昇させるため，慎重な対応が必要である．この項では，注意を要する呼吸器疾患患者への抗不安薬の使用法について述べる．

1 気管支喘息

気管支喘息にはアレルギー，気道過敏性の亢進，気道粘膜の炎症とリモデリング，気道分泌物の増加に加え，遺伝的要因，自律神経異常，内分泌異常，さらには心理社会的ストレスなど多くの要因が関与しており，呼吸器疾患のなかでも心身相関の研究が最もなされている疾患である．抑うつは最も大きな増悪因子であると言われており[9]，パニック障害など他の不安障害との合併もよくみられる．実際に気管支喘息を有する患者に抗不安薬を使用する場合，どのような心理的な要因がターゲットとなるかをよく見定めなくてはならない．不安や緊張の程度により，作用の強い薬剤〔例：ロラゼパム（ワイパックス®）2 mg　眠前〕や作用の弱い薬剤〔例：クロチアゼパム（リーゼ®）15 mg　分3〕などを適時使い分けるが，近年は，ベンゾジアゼピン系薬剤の常用量依存が問題となっており，半減期の長い薬剤を選択することが多い．一方で，抗不安薬が呼吸器症状に与える影響についても留意すべきである．気管支喘息の急性期などで呼吸機能が高度に低下している場合，CO_2ナルコーシスを起こす可能性が高いため，ベンゾジアゼピン系薬剤は原則禁

忌である．

2 慢性閉塞性肺疾患（chronic obstructive pulmonary disease：COPD）

長い経過をたどっている COPD 患者では，慢性的な呼吸困難感，進行する肺機能の低下など，心理的な負担の多い日常生活のなかで，不安や抑うつなど様々な問題を生じやすい．また，在宅酸素療法を受けている患者は自分に対する否定的な感情が強いため，無気力感や，喪失感，孤独感，抑うつ感を抱きやすいとされている[10]．対応として抗不安薬，抗うつ薬などが考慮されるが，ベンゾジアゼピン系抗不安薬には筋弛緩作用の強いものもあり，投与には注意が必要である．特に CO_2 ナルコーシスが懸念される患者に対しては，経静脈的投与のように急速に血中濃度が上昇するような投与方法は避けるべきである．また COPD の増悪時には不安が増悪するが，安易に睡眠薬や抗不安薬を使用せず，呼吸不全の治療を最優先にすべきである．その後，心理的サポートをはじめとする薬物療法以外の治療を積極的に考慮する必要がある．

3 睡眠時無呼吸症候群（sleep apnea syndrome：SAS）

前述のように，ベンゾジアゼピン系薬剤は CO_2 分圧を上昇させるため，睡眠時無呼吸症候群では，極力使用しないことが望ましい．統合失調症やうつ病では閉塞性睡眠時無呼吸症候群の発生率が健常者よりも有意に高く，その理由として，睡眠薬や抗不安薬など筋弛緩作用を有する薬剤の影響が考えられている．そのため，肥満や小下顎などの SAS に特徴的な体型を認める患者にベンゾジアゼピン系薬剤を使用する場合には，SAS の併発に特に注意が必要である．

IV 循環器疾患を有する患者への使用について

循環器疾患を有する患者は ADL の低下や死への恐怖といった感情から，不安や抑うつを合併しやすい．またそうした精神的な問題が現疾患にも影響を及ぼすため，精神科的な対応を必要とすることは少なくない．

冠動脈疾患の発症や経過に抑うつや不安が影響することはよく知られてい

る[11]．心筋梗塞発症後のうつ病の合併率は約20％であり，うつ病患者が将来心筋梗塞を発症する相対リスクは約2倍と報告されている．さらに，うつ病を合併した心筋梗塞患者では，死亡率が非合併例の約2倍ともいわれている．

同様に，高血圧症患者においてもうつ病の合併率が高いといわれている．うつ病は高血圧のリスクともなり，高血圧にうつ病が合併すると不適切な食事や運動量の低下を招き，症状の悪化をきたしやすく，うつ病が自律神経，内分泌，免疫系を介して血圧上昇をもたらす，と報告されている[12]．不安と高血圧の因果関係もよく知られているところであるが，その内容については議論が多い．

冠動脈疾患や高血圧にうつ病が合併する症例に，抗うつ薬のみで不安の改善が難しい場合や，副作用により抗うつ薬が使用できない場合，抗不安薬の投与を考慮する．ベンゾジアゼピン系抗不安薬は循環器への影響はほとんど報告されておらず，比較的使用しやすい薬剤である．しかし，長期投与による依存性には注意が必要である．また，投与量が増えるに従い，ふらつきや低血圧を起こしやすくなり，転倒や打撲のリスクが高まる．ジアゼパム（セルシン®，ホリゾン®）投与中の患者に運動負荷試験を行うとST-T陽性率が増え，実際の心電図変化がマスクされる可能性があるという報告も存在する．

V 悪性疾患を有する患者に使用する場合

無作為抽出された癌患者を対象にした研究では，47％の癌患者が何らかの精神疾患を有していた[13]．そのうち最も多く認められたものは適応障害（32％）で，うつ病（6％）がそれに続いている．適応障害とは，強い心理的ストレスのために不安や抑うつ気分が惹起され，それによって日常生活に支障をきたしている状態である．

治療においては，まずは担当医療スタッフと家族との良好な関係，および信頼関係を基礎とした支持的なコミュニケーションを築くことが不可欠である．その上で，患者の不安や抑うつが改善しない場合は薬物療法を考慮する．悪性疾患を有する患者は臓器障害を合併していることも多いため，抗不

安薬を使用する時には，臨床現場ではアルプラゾラム（コンスタン®，ソラナックス®）やロラゼパム（ワイパックス®）など半減期の短い薬剤から投与することが一般的である．いずれの場合も少量から開始し，ふらつきや傾眠傾向といった有害事象の有無を細かく観察しながら，状態に応じた調節をしていくことが必要である．

おわりに～リエゾン精神医学の立場から～

　身体疾患を有する患者へのベンゾジアゼピン系抗不安薬を使用する際の方法，注意点について身体疾患ごとに述べた．

　ベンゾジアゼピン系抗不安薬は速やかに薬効が現れることが多く，頓服として使用できるため，臨床場面では多く使用されている．しかし，身体疾患患者や高齢者，術後の患者への安易な投与はせん妄などの意識障害をきたすことが多い．また，呼吸抑制や筋弛緩作用を引き起こし，転落や転倒のリスクを上昇させる．依存性も高く，一度使用すると減量や中止が困難なことも珍しくない．そのため，使用はなるべく控え，使用する場合でも，身体状況やリスク・ベネフィットをよく勘案し，できる限り少量の一時的な処方に留めることが望ましい．

文献

1) 堀川直史．各科疾患における向精神薬の使用法 腎臓疾患．日本臨牀．2012；70: 104-9.
2) 仙波純一．さまざま場面での精神科薬物療法と留意すべき副作用．In: 精神科薬物療法のプリンシプル．東京: 中山書店; 2012. p.252-303.
3) Crone CC, Marcaongelo M, Lackamp J, et al. Gastrointestinal disorders. In: Ferrando SJ, Levenson JL, Owen JA, eds. Clinical manual of psychopharmacology in the medically ill. Washington DC: American Psychiatric Publishing; 2010. p.103-48.
4) 峯村正実，渡辺明治．肝病態における薬物代謝．BIO Clinica．2000; 15: 61-7.
5) 西村勝治．良く見る精神神経症状の薬物療法．Modern Physician．2013; 33: 1142-6.
6) Levy NB. Psychiatric considerations in the primary medical care of the patient with renal failure. Adv Ren Replace Ther. 2000; 7: 231-8.

7) Fukuhara S, Green J, Albert J, et al. Symptoms of depression, prescription of benzodiazepines, and the risk of death in hemodialysis patient in Japan. Kidney Int. 2006; 70: 1866-72.
8) 村上正人. 各疾患における向精神薬の使用法 呼吸器疾患. 日本臨牀. 2012; 70: 78-83.
9) Lavoie KL, Cartier A, Labrecque M, et al. Are psychiatric disorders associated with worse asthma control and quality of life in asthma patients？ Respir Med. 2005; 99: 1249-57.
10) 真部紀明, 有田健一, 江島 剛, 他. 在宅酸素療法患者の心理的特徴と同療法実施上の問題点に関する検討. 日呼吸管理会誌. 1995; 5：97-100.
11) Rozanski A, Blumenthal JA, Kaplan J. Impact of psychological factors on the pathogenesis of cardiovascular disease and implications for therapy. Circulation. 1999; 99: 2192-217.
12) Rosmond R. Role of stress in the pathogenesis of the metabolic syndrome. Psychoneuroendocrinology. 2005; 30: 1-10.
13) Derogatis LR, Morrow GR, Fetting J, et al. The prevalence of psychiatric disorders among cancer patients. JAMA. 1983; 249: 751-7.

〈吉村知穂, 山田 恒〉

索 引

■あ

悪性疾患	187
アクチベーション	145
アザピロン系抗不安薬（アザピロン誘導体）	6, 43, 118
アゾール系抗真菌薬	179
アリピプラゾール	79, 90
アルコール	23, 32
アルプラゾラム	27, 68, 69, 111, 143, 150, 160, 188
アロステリック調節	11
安全配慮義務	170

■い

育児ストレス	129
依存	168
依存形成	165
易怒性	167
イミプラミン	51

■う

うつ病	20, 85, 187
運転	169

■え

エスシタロプラム	53, 80, 169
エストロゲン	129
エチゾラム	27, 29, 119, 126, 160

■お

オランザピン	90, 161

■か

外傷後ストレス障害	19
過呼吸症候群	110
過鎮静	166, 171
褐色細胞腫	22
カテコールアミン	36
過敏性腸症候群	122, 125
カフェイン	23
カルテオロール（塩酸塩）	72, 111, 113
カルバマゼピン	176
肝機能障害	182
間欠療法	133
肝硬変	183
肝性脳症	183
冠動脈疾患	186
漢方薬	21, 134
γ-アミノ酪酸	9, 58, 96, 115, 142
γ-アミノ酪酸神経系	37

■き

奇異反応	98, 158
記憶障害	97, 159, 167
気管支喘息	113, 185
危険ドラッグ	23
機能性胃腸症（ディスペプシア）	46, 123
機能性消化管障害	122
気分障害	84
急性肝炎	183
急性ストレス反応	19
強化療法	55
共感的治療構造	109
狭心症	118

強迫症	2
強迫症および関連症群	77
強迫スペクトラム障害	77
強迫性障害	20, 51, 77, 139
恐怖症	141
虚偽性障害	107
虚血性心疾患	118
起立性調節障害	119
筋弛緩作用	97, 158
禁酒指導	32

■く

クエチアピン	55, 90
クッパーマン更年期指数	131
グレープフルーツジュース	174
グルクロン酸転移酵素	173
グルクロン酸抱合	182
グルタミン酸	15
グルタミン酸受容体	61
クロナゼパム	68, 79, 81, 143
クロミプラミン	51, 78

■け

月経前症候群	132
月経前不快気分障害	131
血漿蛋白結合率	175
限局性恐怖症	63, 74

■こ

5-HT	11
5-HT$_{1A}$受容体	11, 43
5-HT$_{1A}$受容体部分作動薬	112, 160, 165
抗うつ薬	20, 108
抗けいれん薬	54
高血圧	187
抗コリン作用	51
交差耐性	32
甲状腺機能亢進症	22

口唇口蓋裂	149
抗精神病薬	55
交代勤務	171
更年期障害	129
抗ヒスタミン薬	56
抗不安薬	2, 108, 115, 127, 149, 173
抗不安薬依存症	26
呼吸器疾患	185
呼吸器心身症	110
コルチコトロピン放出因子拮抗薬	61
コレシストキニン拮抗薬	61

■さ

催奇形性	134
詐病	107
三環系抗うつ薬	51, 65
産後うつ病	152
産褥精神病	152

■し

ジアゼパム	4, 26, 68, 72, 111, 143, 150, 183
自殺企図	30
視床下部-下垂体-副腎皮質系	61
自傷行為	30
疾病恐怖	106
疾病役割	104
自閉症	142
嗜癖行動	2
社交不安症	63. 70
社交不安障害（社会不安障害）	19, 36, 51, 85, 140
周産期医療	147
授乳期	152, 153
循環器疾患	186
循環器心身症	115
消化器心身症	122
脂溶性薬物	157
常用量依存	5, 25, 30, 184

食後愁訴症候群	124
女性ホルモン補充療法	131
心窩部痛症候群	124
新規抗不安薬	59
心気症	103
腎機能不全	184
心筋梗塞	118
神経ペプチド関連物質	61
神経保護作用	46, 52
腎障害	184
心身症	2, 22, 45, 104, 110
心身症に対する効能・効果がある ベンゾジアゼピン系抗不安薬	116
新生児不適応症候群	150
新生児薬物離脱症候群	150
新生児離脱症候群	149
心臓神経症	120
身体依存	5, 30
身体化障害	106
身体疾患	182
身体醜形障害	105
身体表現性障害	106
心的外傷後ストレス障害	13, 52, 140
腎不全	184

■ す

睡眠–覚醒リズム	151, 171
睡眠衛生	93, 94
睡眠時無呼吸症候群	186
睡眠障害	93
睡眠薬	94
ステロイド製剤	23
スピーチ恐怖	72

■ せ

摂食障害	2
セルトラリン	52, 68, 80, 112, 169
セロトニン→「5-HT」も参照	

セロトニン・ノルアドレナリン 再取り込み阻害薬	12, 53, 65, 131
セロトニン系薬剤の作用機序	11
セロトニン受容体関連物質	60
セロトニン部分作動薬	20, 22, 42, 63
選択性緘黙	141
選択的セロトニン再取り込み 阻害薬	6, 11, 13, 20, 51, 58, 63, 77, 111, 125, 131, 142, 161, 165
セント・ジョーンズ・ワート	177
前頭前野	14
全般性不安症	63, 72
全般性不安障害	19, 36, 45, 52, 139

■ そ

ゾルピデム	29

■ た

大うつ病性障害	87, 108
耐性	5, 71, 158, 167
胎盤通過率	149
退薬症候(退薬症状)	5, 98, 165, 168
ダウンレギュレーション	11, 43
タキキニン	61
多剤併用	156
脱抑制	30, 159
短期記憶障害	68
単剤投与	40
タンドスピロン	6, 42, 60, 74, 90, 113, 119, 120, 160, 165

■ ち

注意欠如・多動性障害	142
中断症候群	24
鎮静・催眠作用	158
鎮静系抗うつ薬	99

■ て

適応障害	187

193

デュロキセチン	53
転倒	159

■と

統合失調症	20
透析	184
疼痛性障害	104
頭部外傷後遺症	47
特定の恐怖症	19
ドパミン	36
トピラマート	18
トフィソパム	180
トラウマ体験	28
トランキライザー	3
トリアゾラム	29

■な

内側前頭前野	16

■に

ニコチン	23
妊産婦	147
妊娠期	149, 151
認知機能障害	46, 184
認知機能低下	159
認知行動療法	6, 59, 64, 77
認知症	47
認知症疾患治療ガイドライン	161
認知症の行動・心理症状	158
妊婦と薬の情報センター	134
妊婦における抗不安薬の薬物動態	148

■の

ノルアドレナリン	36

■は

パーソナリティ	1
曝露反応妨害法	82
暴露療法	75

パニック症	63, 64
パニック障害	16, 19, 35, 51, 85, 140
パニック発作	35, 67
パラノイア	105
バルビツール酸系薬物	2, 42
パロキセチン	52, 68, 71, 80, 112, 169
ハロペリドール	79
反跳現象	30, 68, 98

■ひ

引きこもり	138
非定型抗精神病薬	79
ヒドロキシジン	56
ひもろぎ式自己記入式うつ病評価尺度	86
ひもろぎ式自己記入式不安尺度	86
病的不安	20
広場恐怖（症）	19, 63, 69

■ふ

不安	1, 19, 58
不安症	2
不安障害	19, 77, 85, 136
不安症群	63
不安神経症	66
フェニトイン	176
フェノバルビタール	176
服薬アドヒアランス	162
ブスピロン	6
不整脈	118
浮動性不安	36, 73
不眠症	93, 142
ふらつき	158, 159, 166, 171, 172
フルニトラゼパム	29
フルボキサミン	51, 71, 80, 178
プレガバリン	54
フロイト	66
プロゲステロン	129
フロッピーインファント	149

プロテアーゼ阻害薬	179
ブロナンセリン	81
プロプラノロール塩酸塩	72
分離不安障害	140

■へ

米国精神医学会治療ガイドライン	161
ペロスピロン	81, 90
ベンゾジアゼピン系薬剤	2, 13, 21, 22, 58, 87, 156, 165
禁忌	118
作用機序	9
ベンゾジアゼピン受容体	38
ω1型	38
ω2型	38
ω3型	38
扁桃体	11, 14, 111

■ほ

縫線核	16, 43
母乳栄養	152
本態性高血圧	119

■ま・み

マクロライド系抗生物質	178
マタニティーブルーズ	150
慢性統合失調症	47
慢性閉塞性肺疾患	186
ミルタザピン	60, 90, 170

■め

メフェネジン	3
メプロバメート	2, 42

■も

妄想性障害	105
持ち越し効果（作用）	97, 166

■や

薬剤感受性の亢進	158
薬物依存症	26
薬物相互作用	44, 52, 156, 166, 174
薬物代謝酵素	157, 175
薬物動態	156
薬物動態学的相互作用	174

■り

リエゾン精神医学	188
リスペリドン	79, 161
離脱症状	5, 23, 24, 30, 40, 52, 68, 147, 161, 169
リファンピシン	177
了解できる不安	19

■ろ

ロフラゼプ酸エチル	72, 87
ロラゼパム	69, 72, 87, 111, 112, 120, 126, 143, 160, 179, 180, 182, 188

■A・B

ADHD	142
BPSD (behavioral and psychological symptoms of dementia)	158
buspirone	42, 60

■C

CBT (cognitive-behavioral therapy)	59, 64
Child-Pugh 分類	183
Cl⁻チャネル	38
CYP (cytochrome P450)	152, 175, 182
CYP3A	173

■D・E・F

DSM-5	63, 71

EPS (epigastric pain syndrome) 124
FD (functional dyspepsia) 123
FGIDs (functional gastrointestinal disorders) 122

■ G

GABA 9, 58, 96, 115, 142
GABA 神経系 37
GABA 受容体 10, 15
GABA 受容体作動薬 60
GABA-BZ-Cl イオンチャンネル受容体複合体 9
$GABA_A$ 受容体 -BZ 受容体-Cl^- チャネル複合体 38

■ H

hot flush 131
HPA 系 61
HSAS (Himorogi Self-rating Anxiety Scale) 86
HSDS (Himorogi Self-rating Depression Scale) 86

■ I・M

IBS (irritable bowel syndrome) 125
MHPG (3-methoxy-4-hydroxyphenylglycol) 37

■ N・O

National Institute for Health and Clinical Excellence (NICE) ガイドライン 149
NMDA (N-methyl-D-aspartate) 受容体 17, 61
OCD (obsessive-compulsive disorder) 77

■ P・R

PDS (post-prandial distress syndrome) 124
PMDD (premenstrual dysphoric disorder) 131
PMS (premenstrual syndrome) 132
PTSD (post-traumatic stress disorder) 13, 52
Rome 診断基準 122

■ S

SNRI (serotonin noradrenaline reuptake inhibitor) 53, 87
SSRI (selective serotonin reuptake inhibitor) 6, 11, 13, 20, 51, 58, 59, 67, 77, 87, 108, 111, 142, 161, 165, 170
SSRI 強化療法 79

抗不安薬プラクティカルガイド
今だから知っておきたい正しい使い方　　　　Ⓒ

| 発　行 | 2015年2月5日　　初版1刷 |

編　著　　松永寿人

発行者　　株式会社　**中外医学社**
　　　　　代表取締役　青　木　　滋

　　　　　〒162-0805　東京都新宿区矢来町62
　　　　　電　　話　　03-3268-2701（代）
　　　　　振替口座　　00190-1-98814番

印刷・製本/有限会社祐光　　　　　＜HI・KN＞
ISBN978-4-498-11704-4　　　　　Printed in Japan

JCOPY ＜(社)出版者著作権管理機構 委託出版物＞

本書の無断複写は著作権法上での例外を除き禁じられています．
複写される場合は，そのつど事前に，(社)出版者著作権管理機構
（電話 03-3513-6969，FAX 03-3513-6979，e-mail: info@jcopy.
or.jp）の許諾を得てください．